ムリなく続けるヒントとレシピ

塩分1日6g

はじめての減塩

JN187161

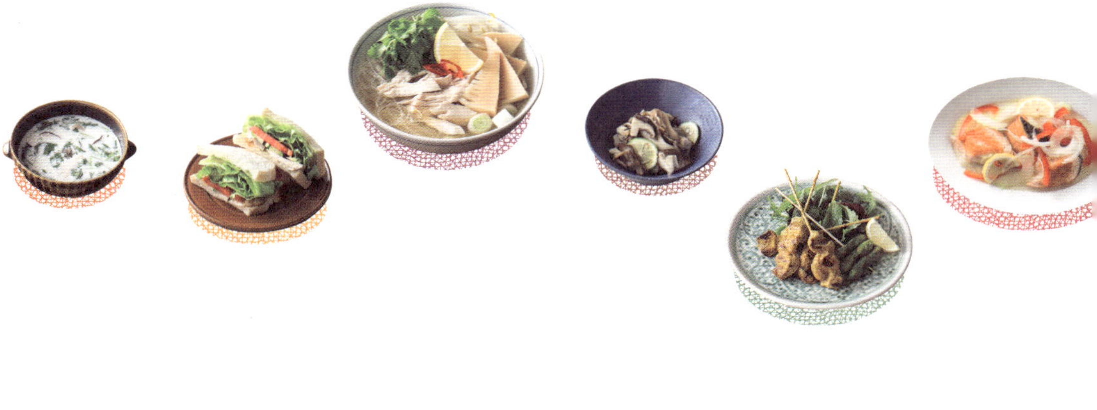

女子栄養大学出版部

栄養と料理 編

“塩分1日6g”が目標！

塩分のとりすぎが血圧を上げ、脳卒中や心臓病など
重大な病気の引き金になることは、多くの皆さんがご存じだと思います。
とはいえ、この血圧上昇の程度には個人差があり、
血圧は上がっても自覚症状がないのがやっかいなところ。
日本人の1日の塩分摂取の目標量は成人男性7.5g未満、成人女性6.5g未満。
高血圧の予防・治療には、1日6g未満が望ましいとされています。
これに対して、現在の日本人の平均塩分摂取量は1日約10g！
いまは病気でなくても、やはり毎日の食生活を見直すことが
長く健康を維持するために大切なのです。

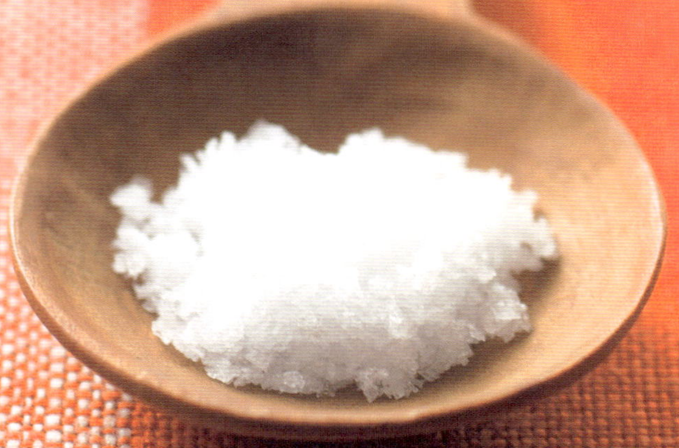

はじめに

減塩ライフのすすめ

「おいしくムリなく」が
長く続けるカギ

とはいえ、減塩食というと「ぼんやりした味でおいしくない」
「病院食のようで味気ない」「面倒くさい」――といった
マイナスイメージもまだまだ根強いよう。

でも、そんなことはありません！
素材の組み合わせ方や調理法に工夫を凝らせば
薄味でもうまみたっぷり、満足感のある食事を楽しめます。
また、減塩生活で食べていけないものはありません。
本書では、から揚げ、しょうが焼き、ハンバーグといった
人気メニューをメインにした減塩献立や、
外食時のメニュー選び、食べ方のヒントなど
減塩に役立つ情報をたくさん盛り込んでいます。
健康のためとはいえ、日々の食事は楽しみたいもの。
“おいしく、ムリなく続ける減塩ライフ”
今日から始めてみませんか？

目次 CONTENTS

{ 塩分0g }
お助けおかず

COLUMN_4

{ 塩分0.5g以下 }
スープ・汁物

{ 塩分1.5g以下 }
ごはん・麺・パン

{ 塩分を排出 }
カリウムがとれる野菜レシピ

この本のきまりごと

＊1カップ＝200mℓ、大さじ1＝15mℓ、小さじ1＝5mℓ、ミニスプーン1＝1mℓです(ミニスプーンの詳細は→P10)。
＊塩は小さじ1＝6gの精製塩を使用しました。
＊野菜は特に記載のない限り、中くらいのものを使用。重量は基本的には正味重量(皮をむくなど下処理をしたあとの口に入る重さ)で示しています。
＊だし汁は特に記載のない限り、昆布とかつおでとった和風だしを使用しています(だしのとり方は→P34)。市販のだしの素を使用する場合は、パッケージの表示通りに薄めてお使いください。
＊電子レンジは600Wのものを使用しました。加熱時間は目安です。機種や使用年数などによって違いがありますので、お使いのものに合わせて加減してください。
＊塩分とは、ナトリウムの量を食塩に換算した食塩相当量を指します。ナトリウムはほとんどの食品に含まれています。

まずは知ることから始めよう！

減塩のキホンのキ

“塩分1日6gが目標！”と言われても、そもそも
減塩が必要な理由って…？ ここでは減塩のキホンから、
家庭で減塩ライフを始めるための食材選び、
調理法、食べ方の工夫まで、具体的なハウツーを紹介します。

CHECK 1

どうして減塩しないといけないの？

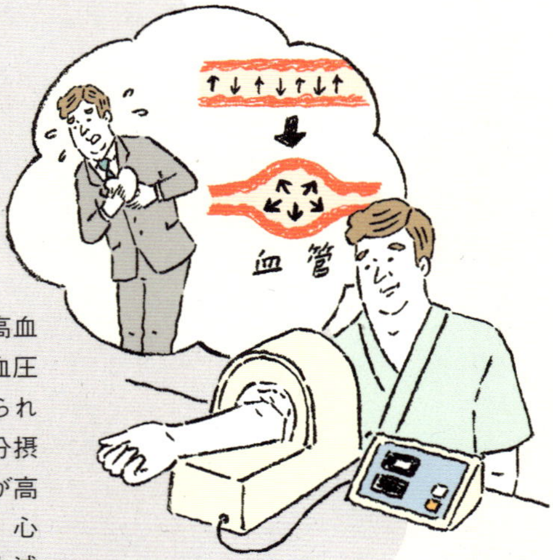

毎日の食生活で塩分をとりすぎると、高血圧になる危険が高まります。そして高血圧は、脳卒中などを引き起こす一因と見られています。厚生労働省の調査でも、塩分摂取量の多い地域で脳血管疾患の死亡率が高い、という結果が出ています。ほかに、心臓病や腎臓病、骨粗しょう症の予防にも減塩が有効であるといわれています。
また、血圧は年齢が上がるとともに高くなる傾向にあり、特に若い頃から高塩分の食生活を続けた人のほうが、低塩分の食生活だった人よりも高血圧になりやすいことがわかっています。健康な人であっても、早いうちから減塩を心がけたいですね。

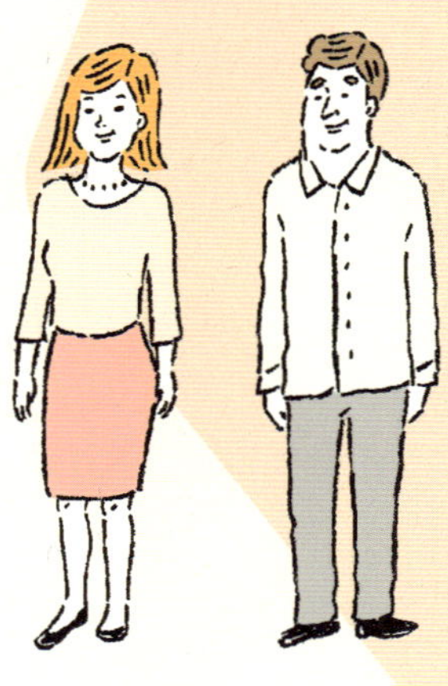

CHECK 2

どれくらい減塩すればいい？

現在の日本人の平均食塩摂取量は、1日約10g（国民栄養調査ならびに国民健康・栄養調査の報告書による）。1970年代には1日約14gだったので、数字の上では減少していますが、これは日本人の食事の量自体が減っているため、という見方もあります。伝統的な和食にはしょうゆやみそ、梅干しや漬け物など高塩分な食材が多く使われるため、世界的に見ても日本人の食塩摂取量は高め。
それでは、実際にどれくらい減塩すればよいのでしょうか？ 厚生労働省「日本人の食事摂取基準（2020年版）」では、男性1日7.5g未満、女性1日6.5g未満を目標値にしています。さらに日本高血圧学会のガイドラインでは、高血圧の予防・治療には、1日6g未満の食塩摂取量が望ましいとされています。

CHECK 3

塩分量は どうやってはかる？

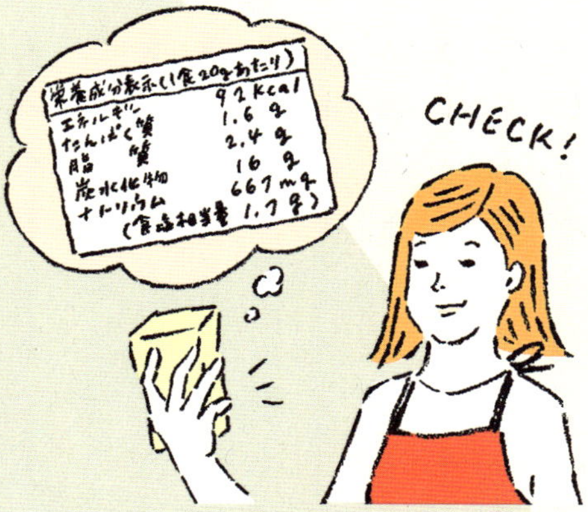

いわゆる塩分（食塩相当量）は、食品のナトリウム量に2.54を掛け、1000で割った値で示されます。ナトリウムはミネラルの一種。そもそもほとんどの食品・素材自体に含まれているので、塩などの調味料を使わなくても塩分をとっていることになります。

ナトリウム（mg）×2.54÷1000（gに換算するため）＝塩分（食塩相当量・g）

市販食品の栄養成分表示では、これまで塩分はナトリウム量で表されることが多く、上記の換算式を知らないと減塩対策にも不便でした。しかし2020年4月から新たに施行された「食品表示法」で、塩分はナトリウム表示から食塩相当量表示に変わることに。消費者にとってよりわかりやすい表示が義務づけられました。

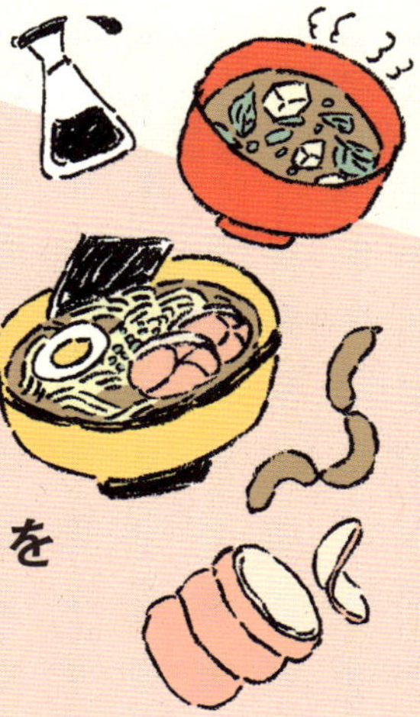

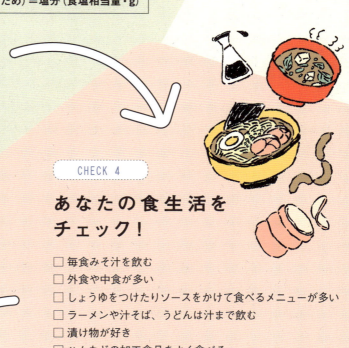

CHECK 4

あなたの食生活を チェック！

- □ 毎食みそ汁を飲む
- □ 外食や中食が多い
- □ しょうゆをつけたりソースをかけて食べるメニューが多い
- □ ラーメンや汁そば、うどんは汁まで飲む
- □ 漬け物が好き
- □ ハムなどの加工食品をよく食べる
- □ 味つきの缶詰などをよく食べる
- □ 野菜はあまり食べない

ひとつでも当てはまったら注意！
チェックした項目が多かった人は、特に要減塩です！

さあ、減塩ライフを始めましょう！

自分に合った減塩方法を見つけるヒントは… ⇒P8

“食材の選び方”で減塩する

食材の塩分量や特徴をよく知って、食材選びから減塩を意識しましょう。

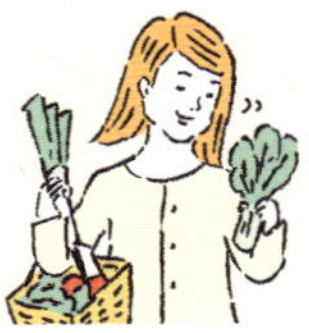

POINT 1

塩分ゼロの食材・塩分の多い食材を知る

ふだん何気なく食べている食品の塩分量を知っておくことが減塩のはじめの一歩！　たとえば主食のごはんは塩分ゼロですが、パンやうどん、そばには塩分が含まれます。海産物や塩蔵品、漬け物や練り製品は塩分が高いですが、野菜やくだものには基本的に塩分は含まれていません。塩分の多い食材には塩分ゼロの食材を組み合わせるなど、食材の選び方を工夫するのも減塩法のひとつ。P9の塩分量一覧も参考にしてください。

POINT 2

減塩に役立つ食材を知る

薄味の物足りなさをカバーしてくれる食材をフル活用するのも、おいしく減塩するコツ。たとえば、牛乳やチーズ、ヨーグルトなどの乳製品は、料理にコクを与えてくれます。レモンやゆず、すだちなどの柑橘類は香りと酸味をプラス、こしょうや七味唐辛子などの香辛料は味のアクセントになります。また、にんにくやしょうが、ねぎ、バジルやディルといった香味野菜・ハーブは香りづけや彩りに最適。ナッツやごまは香ばしい風味が加わり、コクも出ます。うまみの強い昆布や削り節、干ししいたけなども役立ちますよ。

POINT 3

鮮度のよい材料を使う

素材のおいしさを利用して減塩するのもひとつの手。風味がよい新鮮な食材なら、わざわざ味つけを濃くする必要はありません。旬のものや有機栽培、露地ものの野菜などは素材自体の味が濃く、シンプルな調理法・味つけでも充分においしく感じられます。

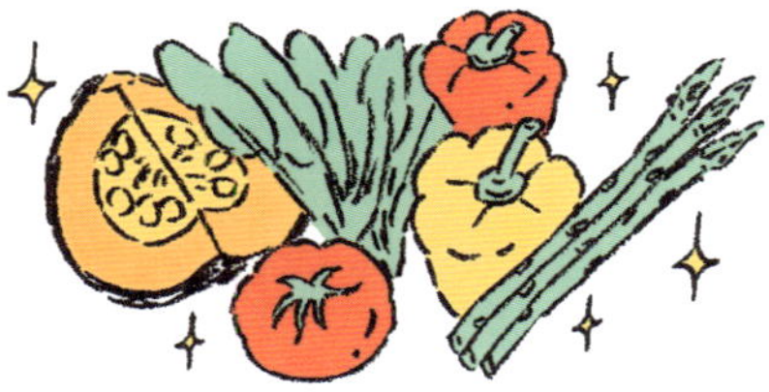

POINT 4

減塩食品・減塩調味料を利用する

薄味ではどうしても物足りないときや、きびしく減塩する必要がある場合は、減塩加工食品や減塩調味料も上手に利用しましょう。減塩調味料を活用すれば、塩味はそのままで、塩分量を減らすことができます。

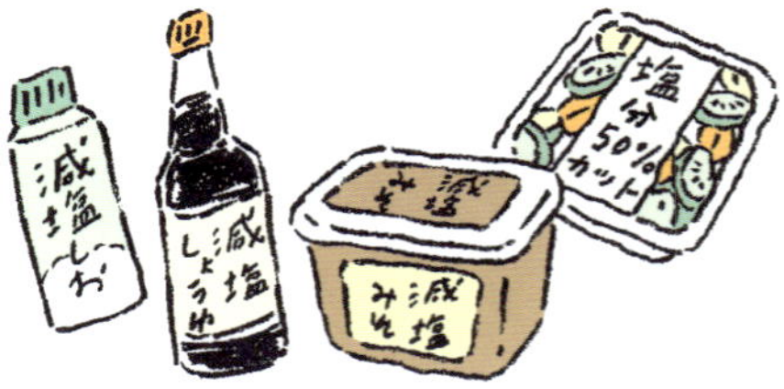

主な食材の塩分量一覧

穀類

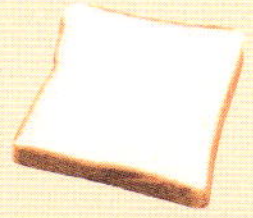

食パン(6枚切り1枚)
塩分0.8g

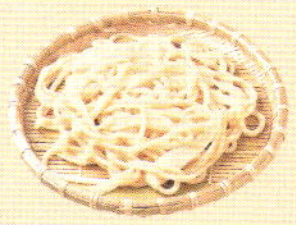

うどん(ゆで・240g)
塩分0.7g

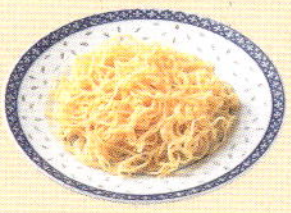

中華麺(蒸し・170g)
塩分0.7g

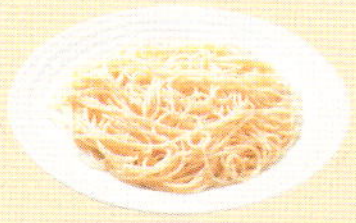

スパゲティ(ゆで・240g)
塩分1.0g

肉・魚・加工品

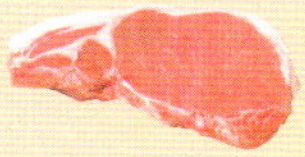

豚肉(ロース厚切り・150g)
塩分0.2g

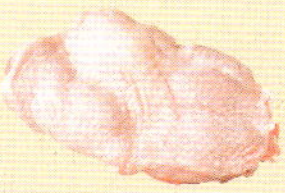

鶏もも肉(皮つき・1枚210g)
塩分0.3g

ベーコン(薄切り・1枚)
塩分0.4g

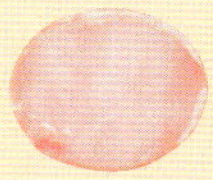

ロースハム(薄切り・1枚)
塩分0.4g

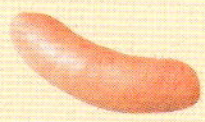

ウインナソーセージ(1本・25g)
塩分0.5g

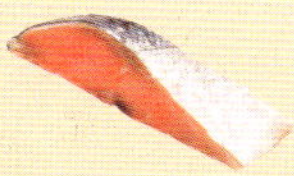

塩鮭(甘塩・80g)
塩分2.2g

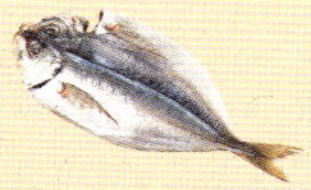

あじの開き干し(1枚・正味85g)
塩分1.4g

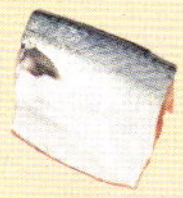

さば(1切れ・80g)
塩分0.3g

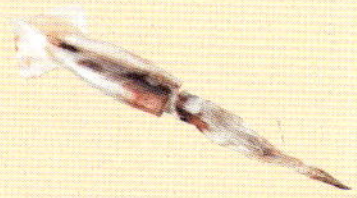

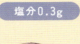

するめいか(1ぱい・正味113g)
塩分0.9g

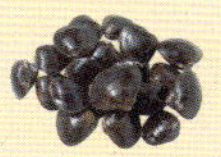

あさり(10個・正味36g)
塩分0.8g

焼きちくわ(中1本・30g)
塩分0.6g

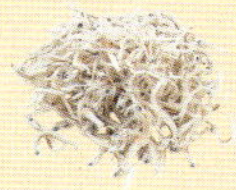

ちりめんじゃこ(10g)
塩分0.7g

その他

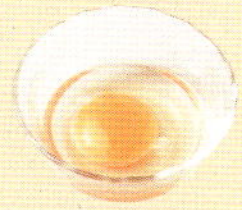

卵(M玉・1個)
塩分0.2g

スライスチーズ(1枚)
塩分0.5g

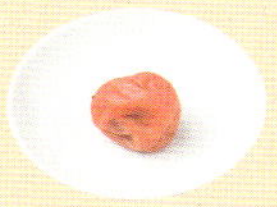

梅干し(1個・正味10g)
塩分2.2g

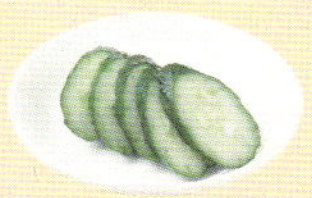

ぬか漬け
(きゅうり5切れ・30g)
塩分1.6g

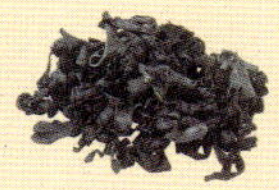

カットわかめ
(5g)
塩分1.2g

調味料

あら塩(小さじ1・5g)…塩分5g
みそ(淡色辛みそ・6g)…塩分0.7g
ウスターソース(6g)…塩分0.5g
トマトケチャップ(5g)…塩分0.2g
食塩(小さじ1・6g)…塩分6g
濃口しょうゆ(6g)…塩分1g
マヨネーズ(4g)…塩分0.1g

これは塩分0g!

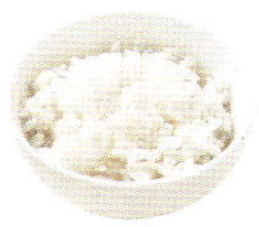

ごはん

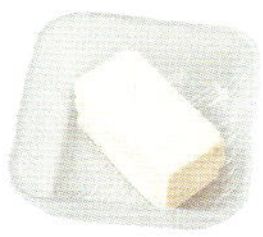

豆腐

ほかに
ほとんどの
くだもの・
野菜など

※『エネルギー早わかり』『塩分早わかり 第3版』(女子栄養大学出版部)より

調味料はカップ・スプーンで計量する

調味料は目分量ではなく、少量でも計量カップやスプーンできちんとはかって使うことが大切です。塩分コントロールには1mlまで計量できるミニスプーン（食塩ミニスプーン1＝1.2g）が重宝します。

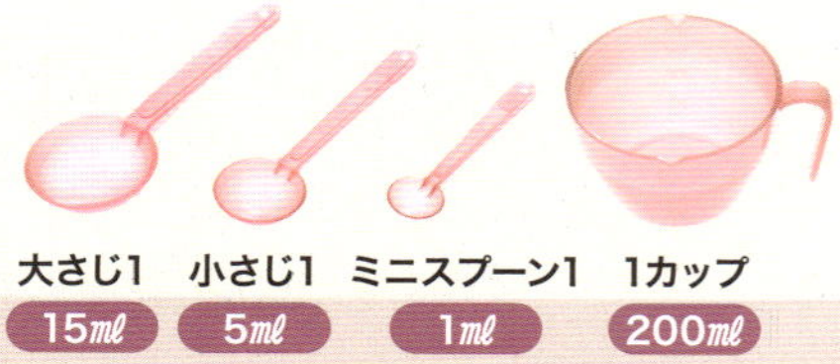

※この計量カップ・スプーンは、女子栄養大学代理部・サムシング（TEL:03-3949-9371）で取り扱っています。

水けはしっかりきって、味を凝縮

食材が水っぽいと味がぼんやりしてしまうので、水けはしっかりきりましょう。また、野菜はゆでるより、レンジ加熱や蒸すほうが水っぽくなりません。

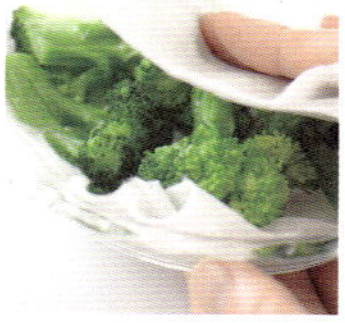

油脂で香りとコクを出す

揚げ物など油を多く使う料理は、香ばしい香りとコクで、塩分控えめでもおいしく感じます。ナッツやごま、チーズなど油脂分の多い食材も同様の効果が。

食材の切り方を工夫する

たとえば、きんぴらのごぼうは斜めのせん切りにすると調味料がよくなじみます。サラダに使うにんじんや大根は、繊維に沿って切ると水けが出にくく、味が薄まりません。

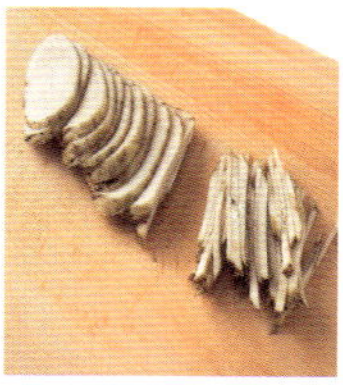

食品に含まれる塩分で調味する

塩分量の多い加工食品（塩蔵品や練り製品、漬け物など）を調味料として活用し、塩やしょうゆを減らすのもひとつの方法。

柑橘類や香味野菜、香辛料で風味づけする

料理の仕上げに、P8でも紹介した柑橘類を搾る、刻んだ香味野菜を散らす、香辛料をひとふり…。それだけで風味や香りがつき、低塩でも満足感がアップ。

"調理法"を工夫して減塩する

「減塩料理は味気なくて…」そんなイメージを払拭しましょう！

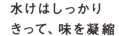

とろみを利用する

調味料が少なめでも、とろみをつけると味がからみやすくなります。また、とろみがあることで口の中に味が残り、味を感じやすくなります。

こんがりと焼く

食材を焼いたり炒めたりするときは、おいしそうなきつね色の焼き目がつくまでこんがりと。その香ばしさも、調味料がわりになります。

なるべく表面に調味する

たとえば、あえものは調味料を「あえ」ずに「かけ」るなど、なるべく表面に味をつけるようにすると、料理全体に使う調味料を減らせます。

漬け物や干物などは少なめに

梅干しやぬか漬け、干物などの水産加工品には、塩分が多く含まれます。食べるときは、たとえば梅干しは1個を2～3等分するなどして、なるべく少量使いを心がけましょう。

食べる量を減らす

たとえば塩分高めのふりかけは、1袋を2～3回に分けて使うなどの工夫を。食べる量を減らせば、塩分摂取量も減少します。「まったく食べてはダメ！」ではなく、「量を減らせば食べられる」と思えば、前向きに減塩できそうですね。

しょうゆやたれは控えめに

たとえば、にぎり寿司1カンにつけるしょうゆの塩分は、0.02～0.1gですが、チリも積もれば高塩分に。食べるときにつけたりかけたりする調味料は、控えめにしましょう。

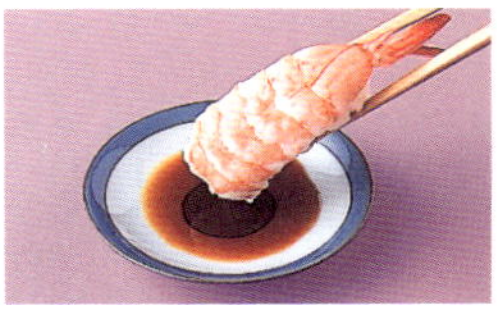

“食べ方”を工夫して減塩する

食べ方を工夫すれば、好きな料理をあきらめなくても減塩できます！

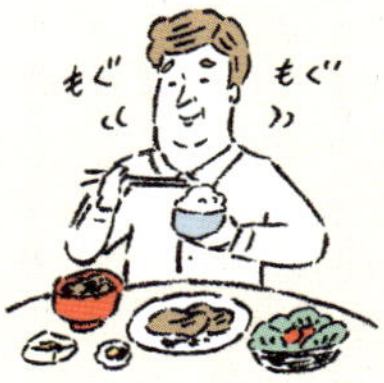

ラーメンなどの汁麺は汁を残す

昼食の定番であるラーメンやうどん、そばなどの汁麺は、汁をすべて飲み干すと高塩分に！汁は残す習慣をつけましょう。

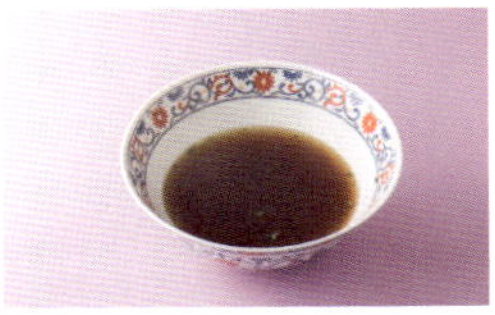

1日3回の汁物を減らす

みそ汁をはじめとする汁物は高塩分（みそ汁1杯で塩分1～2g）。食べる回数や分量を減らしたり、具だくさんにして汁を少なめにしましょう。

減塩グッズを利用する

ワンプッシュで少量のしょうゆが霧状に出るしょうゆ差しや、余分なしょうゆを落とせる傾斜つきの小皿、ラーメンなどの具だけをすくえる穴あきのれんげなど、便利な減塩グッズも！

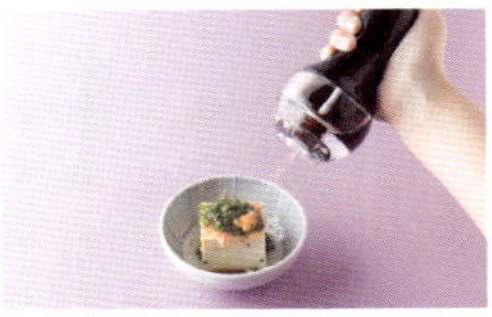

おやつやおつまみの塩分も見逃さない！

食事だけではなく、ティータイムのお菓子やお酒のおともの塩分にも気を配りたいもの。P36～37も参考にしてください。

外食や中食はメニュー選びがキモ！

外食や市販のおべんとう、お惣菜などは、比較的塩分が高め。P66～67で人気メニューの塩分量を紹介しているので、外食・中食の際に役立てて。

COLUMN 1

どちらを選ぶ？　食材選びのマメ知識

似たような食品でも、加工の仕方などによって塩分量が変わってきます。
減塩は毎日の積み重ね！　知っておくと役立つマメ知識をご紹介します。

ナチュラルチーズよりも
プロセスチーズのほうが
塩分やや高め

スライスチーズは
溶けるタイプのほうが
塩分量が少ない！

アンチョビの塩分は
塩辛と同じくらい！

サラミソーセージの
塩分濃度は
生ソーセージの約２倍！

みりん干しなどの
調味干しは
塩干しの干物よりも
塩分が多い傾向アリ

ショルダーベーコンは
バラベーコンより
塩分量が多い

粉末のからしや
わさびは塩分0g。
チューブなどの練りタイプには
保存用に塩が加えられている

塩鮭の塩分濃度は
甘口約2.8％
中辛約3.8％
辛口約4.7％
（加工業者により異なる）

濃い口しょうゆより
薄口しょうゆのほうが
塩分量は多い

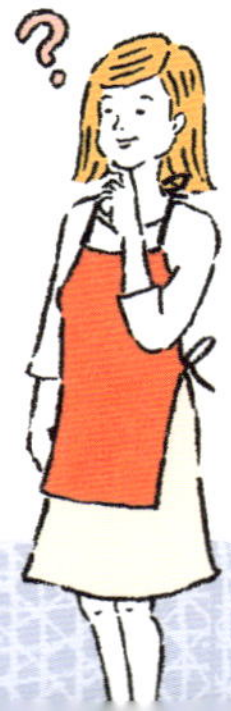

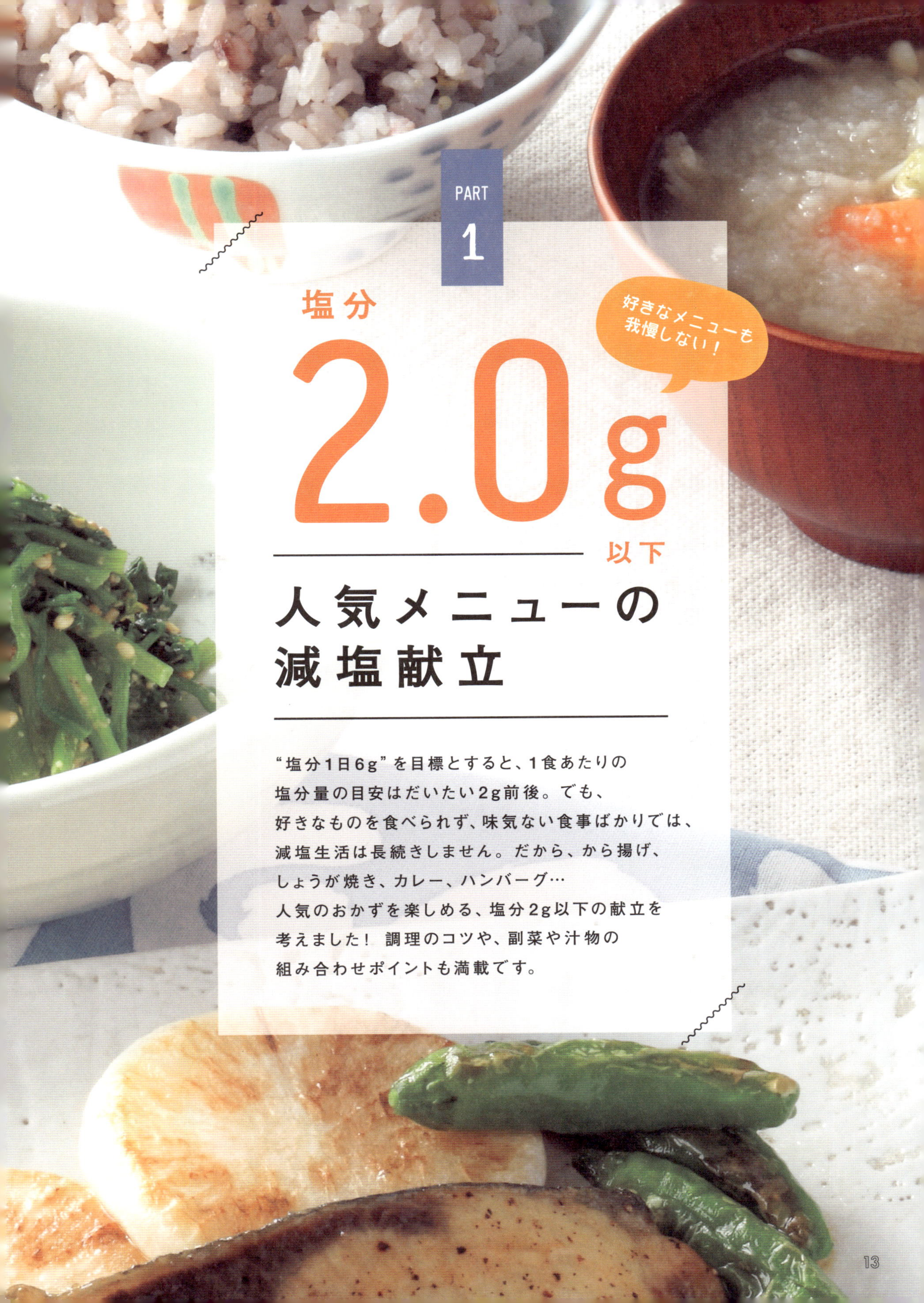

PART 1

塩分2.0g以下 人気メニューの減塩献立

好きなメニューも我慢しない！

“塩分1日6g”を目標とすると、1食あたりの塩分量の目安はだいたい2g前後。でも、好きなものを食べられず、味気ない食事ばかりでは、減塩生活は長続きしません。だから、から揚げ、しょうが焼き、カレー、ハンバーグ…
人気のおかずを楽しめる、塩分2g以下の献立を考えました！ 調理のコツや、副菜や汁物の組み合わせポイントも満載です。

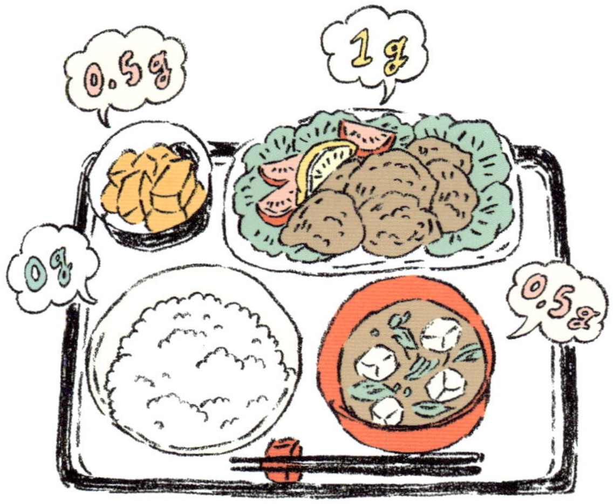

1食で考える❶

主菜1g、副菜と汁物各0.5gを目安にすると、献立を組み立てやすい

1日3食で塩分6gを目標にするなら、1食2g以下で考えるのがいちばんわかりやすい方法。主菜・副菜・汁物の3品献立の場合、ボリュームのある主菜は塩分量も多くなりがちなので、主菜の塩分→1g、副菜・汁物→各0.5gを目安にすると献立を組み立てやすいですね。P16の「鶏のから揚げの献立」、P20の「豚のしょうが焼きの献立」は、この考え方で献立を組み立てています。

塩分1日 6g

1食で考える❷

塩分0gの副菜を上手に取り入れる!

主菜や汁物の塩分がやや高めな場合は、塩分0gの副菜を組み合わせてバランスをとりましょう。P24〜35では、この考え方にもとづいた献立を紹介しています。副菜にたっぷり使いたい野菜やくだものは、ほとんどが塩分ゼロ。栄養バランスも補えます。P62〜65では、塩分0gのお助けおかず7品も紹介しているので、活用してください。まずはいつもの副菜1品をこの塩分0gのおかずに置きかえるだけで、減塩につながります。

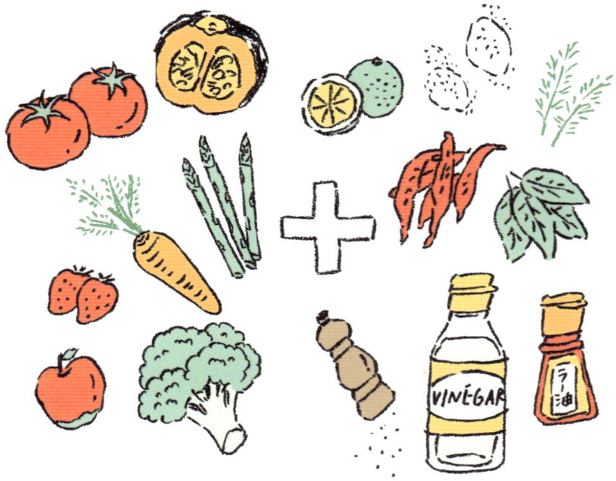

＊塩分2g以下の献立をP16〜、おかずの組み合わせ例をP80〜で紹介しています。献立を考えるときの参考にしてください。

1食で考える③

主食の塩分量が高い場合は、副菜と汁物どちらか1点にする

麺類や丼物は、昼食に、ひとりごはんにと何かと重宝しますが、どうしても塩分が高くなりがち。副菜か汁物どちらか1点を組み合わせましょう。この場合も、塩分0gの副菜なら安心です。P26の「カレーライス」やP28の「焼きそば」は主食1品で塩分1.8gですが、塩分0gの副菜と組み合わせることで、合計2g以下に抑えています。

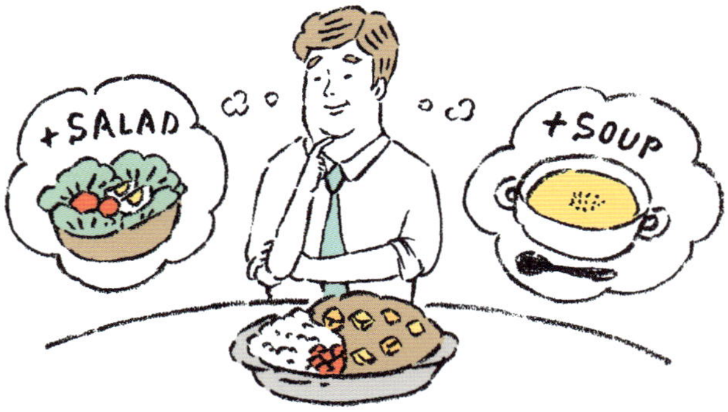

のための献立の考え方

塩分1日6gという目標はわかっていても、ではどうやって献立を組み立てたり、1日の中でバランスをとればいいのでしょう？
ヒントを参考に、自分に合った減塩ライフを目指しましょう！

1日で考える

1食の塩分2gに縛られず、3食のバランスを工夫する

1食2g以下の献立は理想的ですが、「毎食、必ず塩分2g以下！」とがんばりすぎると、減塩生活が苦痛になってしまいます。たとえば、塩分高めの昼食を食べてしまった場合、夕食は、塩分1gの主菜＋塩分0gの副菜2品にするなど、3食のバランスを工夫して、1日6gに近づけるのも、ひとつの方法です。

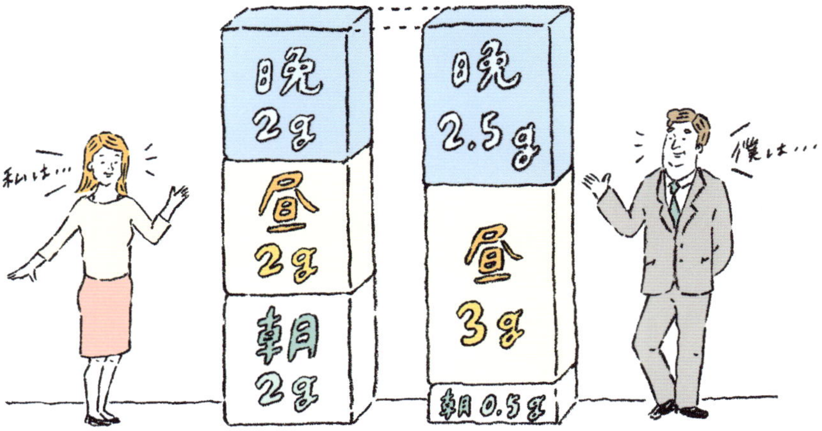

鶏のから揚げの献立

1人分 499 kcal　塩分 1.7g

揚げ物は、薄味でも油の香ばしさで満足感が増すおかず。
下味をしっかりつけたから揚げは、そのままでおいしくいただけます。

下味をよくもみ込んでおくのがコツ

鶏のから揚げ

●1人分 192 kcal ｛塩分 0.8g｝

材料・2人分

鶏もも肉（皮なし）……200g
A［しょうゆ……小さじ1と1/2
　しょうが汁……小さじ1/2
　おろしにんにく・こしょう……各少量
　砂糖……小さじ1/4
ピーマン……2個
レタス……1枚
レモン（くし形切り）……2切れ
片栗粉・揚げ油……各適量

作り方

1 鶏肉はひと口大に切り、合わせたAをもみ込んで約20分おく。
2 1の汁けをきって片栗粉を薄くまぶす。150℃に熱した揚げ油で約4分揚げて一度取り出し、そのまま3〜4分おく。
3 ピーマンは輪切りにする。180℃に熱した油に2の鶏肉とともに入れ、色よく揚げる。
4 レタスは食べやすくちぎり、3とともに器に盛ってレモンを添える。

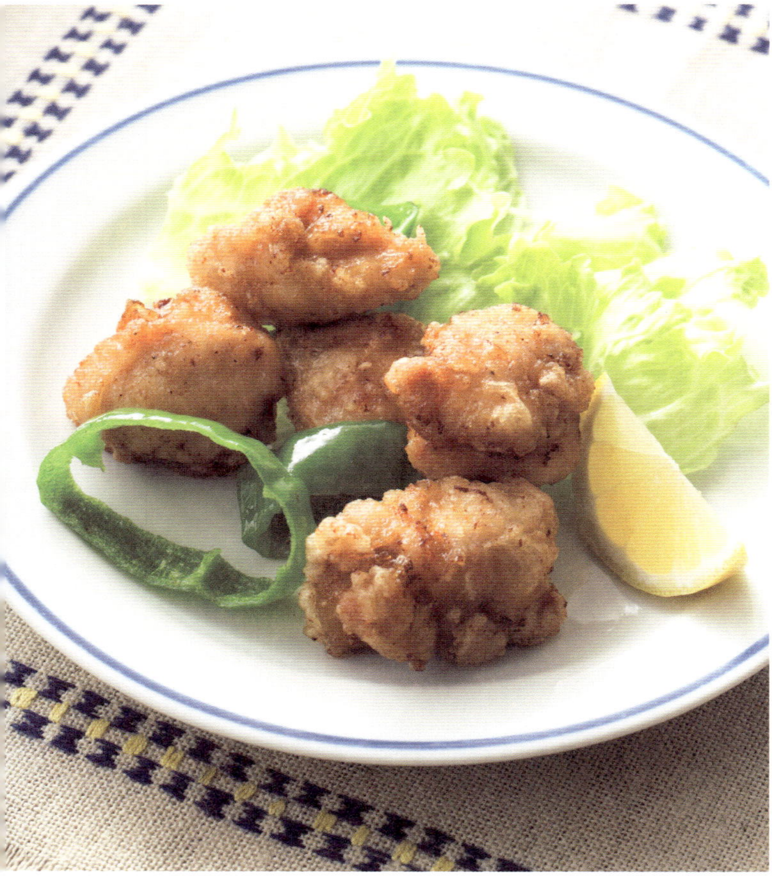

減塩のポイント

＊から揚げの下味に、にんにくやしょうがを加えて風味づけ。
＊鶏肉は小さめに切ると、それぞれに味がしっかりなじむ。
＊食べるときにレモンを搾って酸味をプラス。

ごはん

●1人分 252 kcal ｛塩分 0g｝

1人分……150g

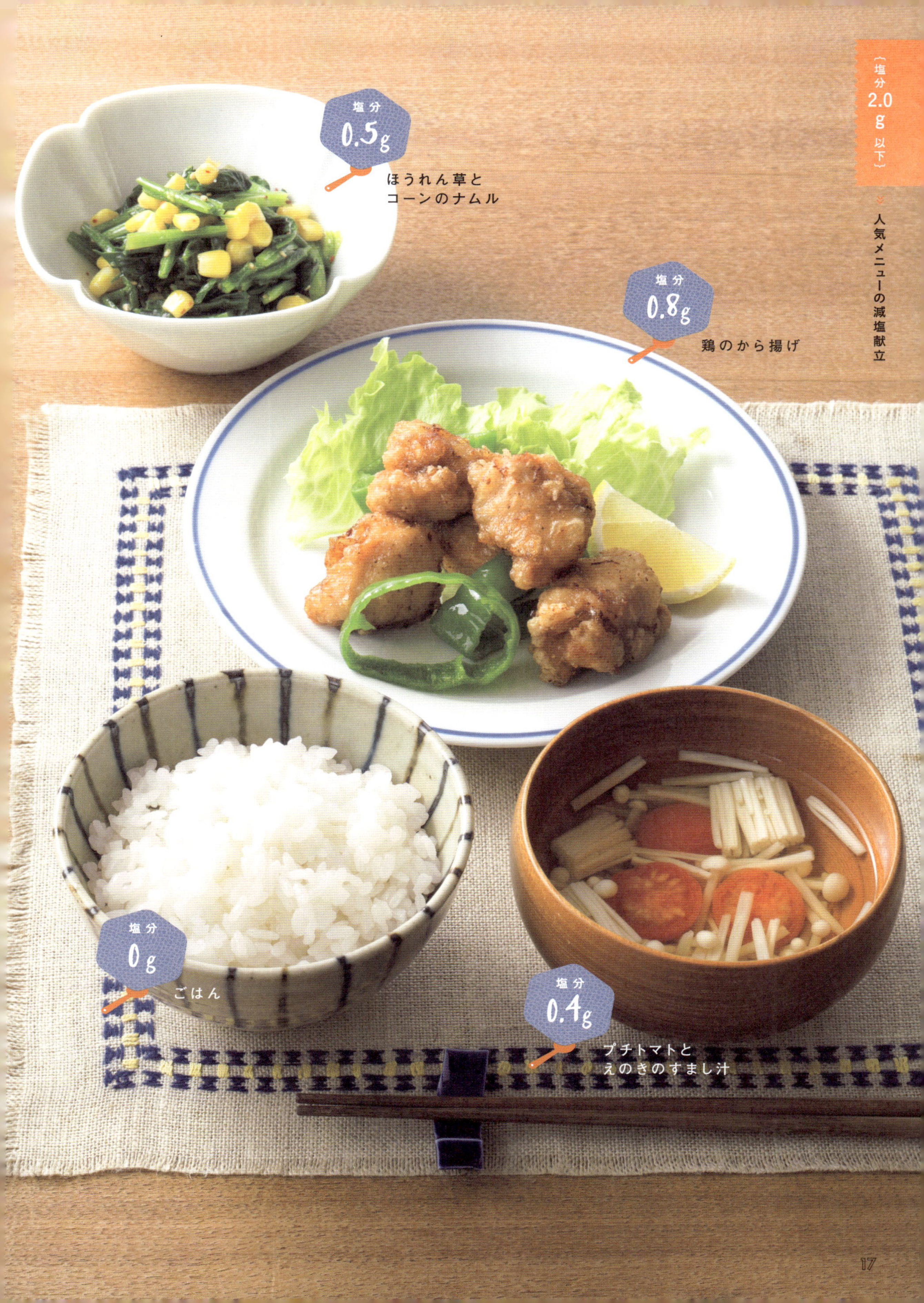
塩分 0.5g
ほうれん草と
コーンのナムル
塩分 0.8g
鶏のから揚げ
塩分 0g
ごはん
塩分 0.4g
プチトマトと
えのきのすまし汁

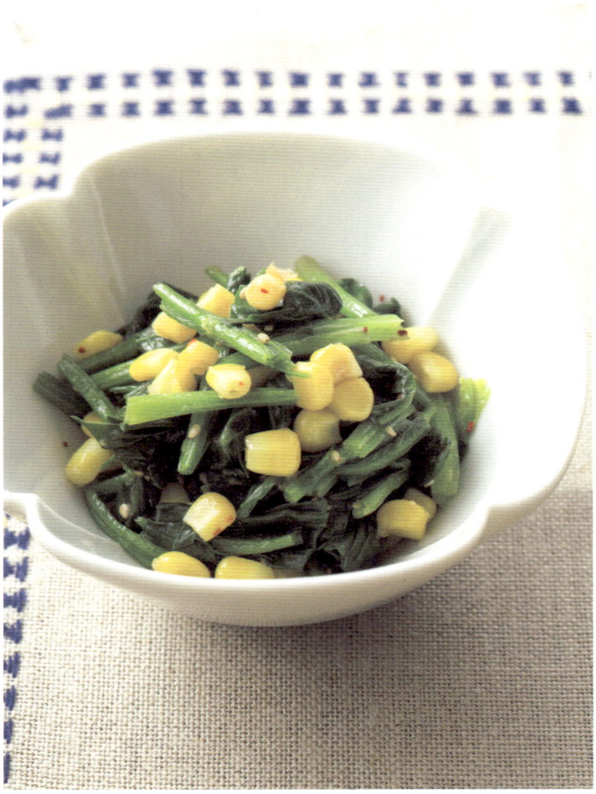

香味野菜とごま油をきかせたたれで

ほうれん草とコーンのナムル

● 1人分 43 kcal { 塩分 0.5g }

材料・2人分

ほうれん草……1/2束（100g）
粒コーン（冷凍）……40g
A ┌ にんにく（みじん切り）・一味唐辛子
　│ ……各少量
　│ 長ねぎ（みじん切り）・ごま油
　│ ……各小さじ1/2
　│ しょうゆ……小さじ1
　│ 白いりごま（ひねりつぶす）
　└ ……ミニスプーン1

作り方

1 コーンは沸騰した湯にサッとつけて解凍する。同じ湯でほうれん草をゆで、水けを絞って3cm長さに切る。
2 1に合わせたAを加えてあえる。

副菜アレンジ　洋風の副菜に！

キャベツとマスタードの酸味が好相性

キャベツの粒マスタード煮

● 1人分 34 kcal { 塩分 0.5g }

材料・2人分

キャベツ……3枚（150g）
A ┌ 粒マスタード……小さじ2
　│ 酢……小さじ1/2
　│ 固形コンソメ（刻む）……1/4個分（1g）
　│ こしょう……少量
　└ にんにく（薄切り）……1枚
ローリエ……1/2枚

作り方

1 キャベツはざく切りにする。
2 1とAを鍋に入れてさっくりと混ぜ、ローリエを加える。ふたをして弱火にかけ、途中で1〜2回混ぜながら約10分煮る。

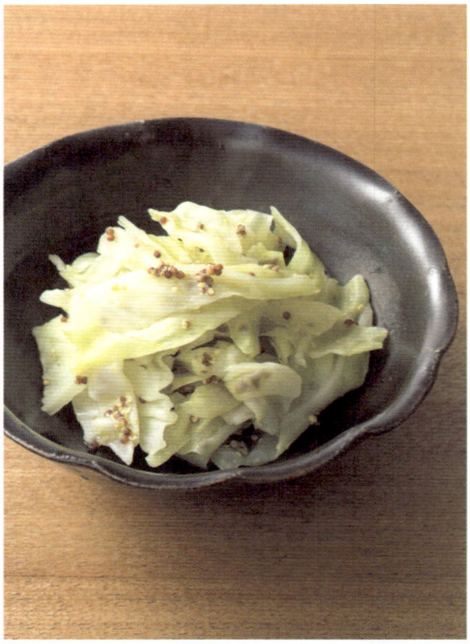

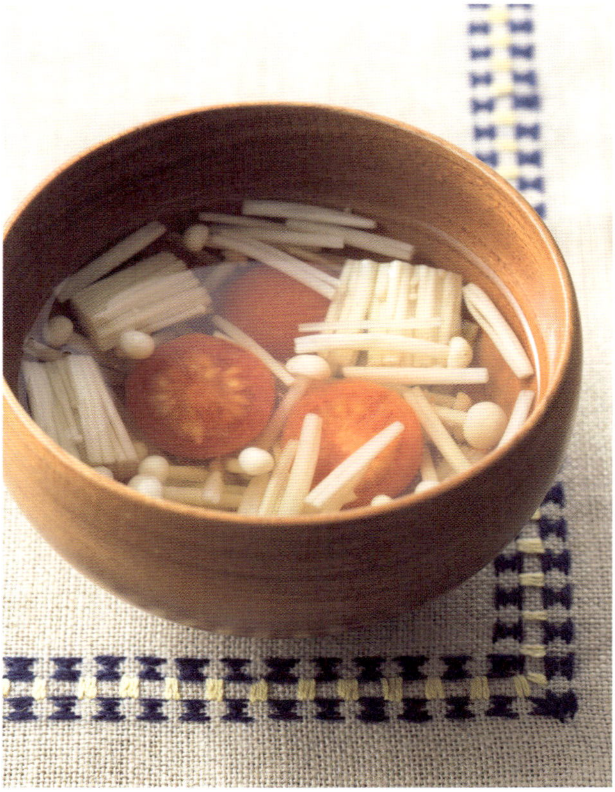

トマトのやさしい甘みと
酸味でいただく

プチトマトと えのきのすまし汁

●1人分 12 kcal ｛塩分 0.4g｝

材料・2人分

プチトマト……3個
えのきたけ……小1/2袋（40g）
だし汁……1と1/4カップ
A［しょうゆ……小さじ1/4
　 塩……ミニスプーン1/3

作り方

1 トマトはへたをとって半分に切り、えのきは2cm長さに切る。
2 鍋にだし汁を煮立て、1を加えてひと煮立ちさせたら、Aで味を調える。

汁物アレンジ　中華風の汁物に！

うまみの強い食材を組み合わせて

豆苗としいたけの中華スープ

●1人分 13 kcal ｛塩分 0.4g｝

材料・2人分

豆苗……50g
生しいたけ……1枚（15g）
A［顆粒中華スープの素……小さじ1/4
　 水……1と1/4カップ
B［しょうゆ……小さじ1/2
　 こしょう……少量
白いりごま（ひねりつぶす）……ふたつまみ

作り方

1 豆苗は3cm長さに切り、しいたけは軸を除いて薄切りにする。
2 鍋にAを煮立て、1を加えてひと煮立ちさせたら、Bで味を調える。器に盛り、ごまを散らす。

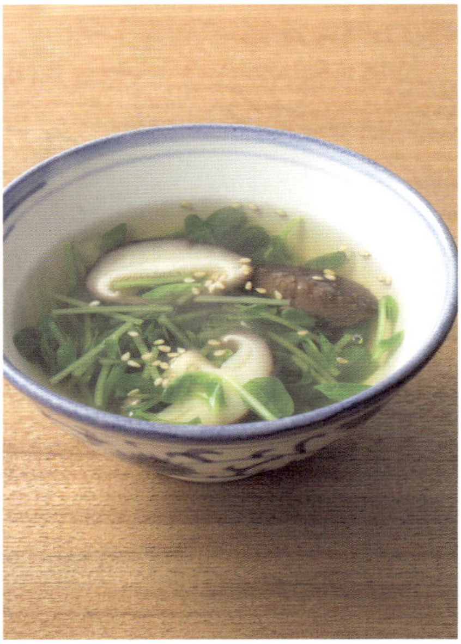

豚のしょうが焼きの献立

1人分 593 kcal 塩分2.0g

人気のしょうが焼きは、玉ねぎや酢を加えたたれをたっぷりからめます。
味わいのある五穀米を合わせると、さらに満足度の高い献立に。

煮立てたたれに肉をからめるのがポイント

豚のしょうが焼き

●1人分 272 kcal {塩分 1.0g}

材料・2人分

豚ロース薄切り肉……160g
こしょう……少量
小麦粉……小さじ1
サラダ油……小さじ1と1/2
A［玉ねぎ(すりおろす)……大さじ2
　おろししょうが……小さじ1/2
　しょうゆ・酒……各小さじ2
　砂糖・酢……各小さじ1
キャベツ・青じそ(ともにせん切り)……各2枚分

作り方

1 豚肉はこしょうと小麦粉をまぶす。
2 フライパンにサラダ油を中火で熱し、1を広げて焼き、焼き色がついたら一度取り出す。
3 2のフライパンに合わせたAを入れ、煮立ったら2を戻し入れて強火にし、肉にたれをからめる。
4 キャベツと青じそを合わせて器に盛り、3の豚肉を盛ってたれをかける。

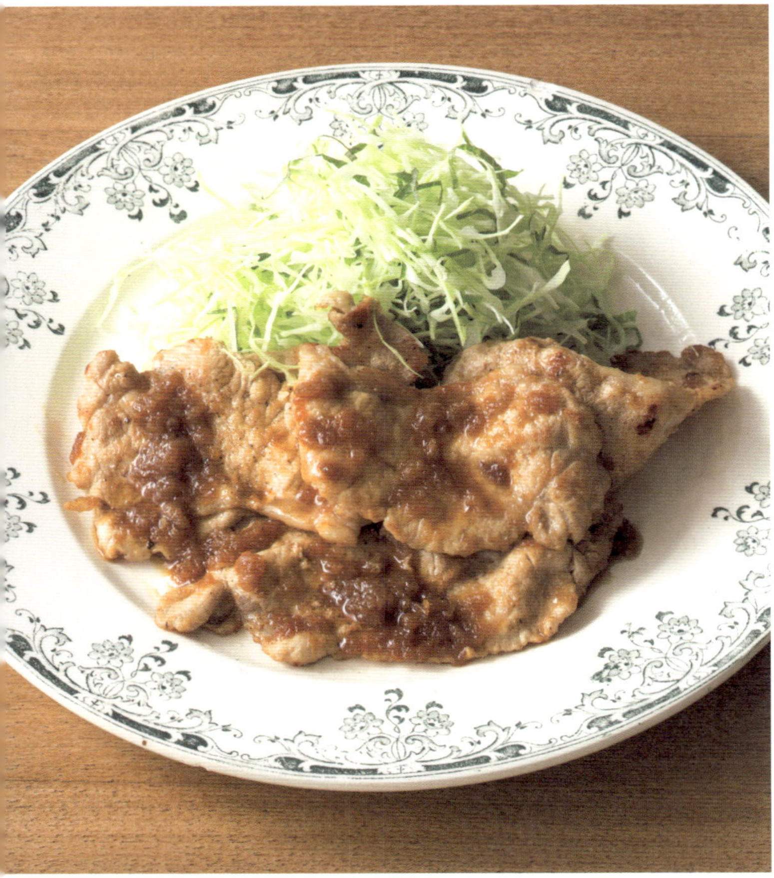

減塩のポイント

＊豚肉にからめるたれは、すりおろした玉ねぎを加えてコクとうまみをアップ！
＊豚肉には小麦粉をまぶすと味がからみやすくなる。
＊せん切りキャベツには青じそで風味をプラス。

五穀米ごはん

●1人分 254 kcal {塩分 0g}

1人分……150g
＊米に五穀米ミックス(市販)を混ぜて炊く。

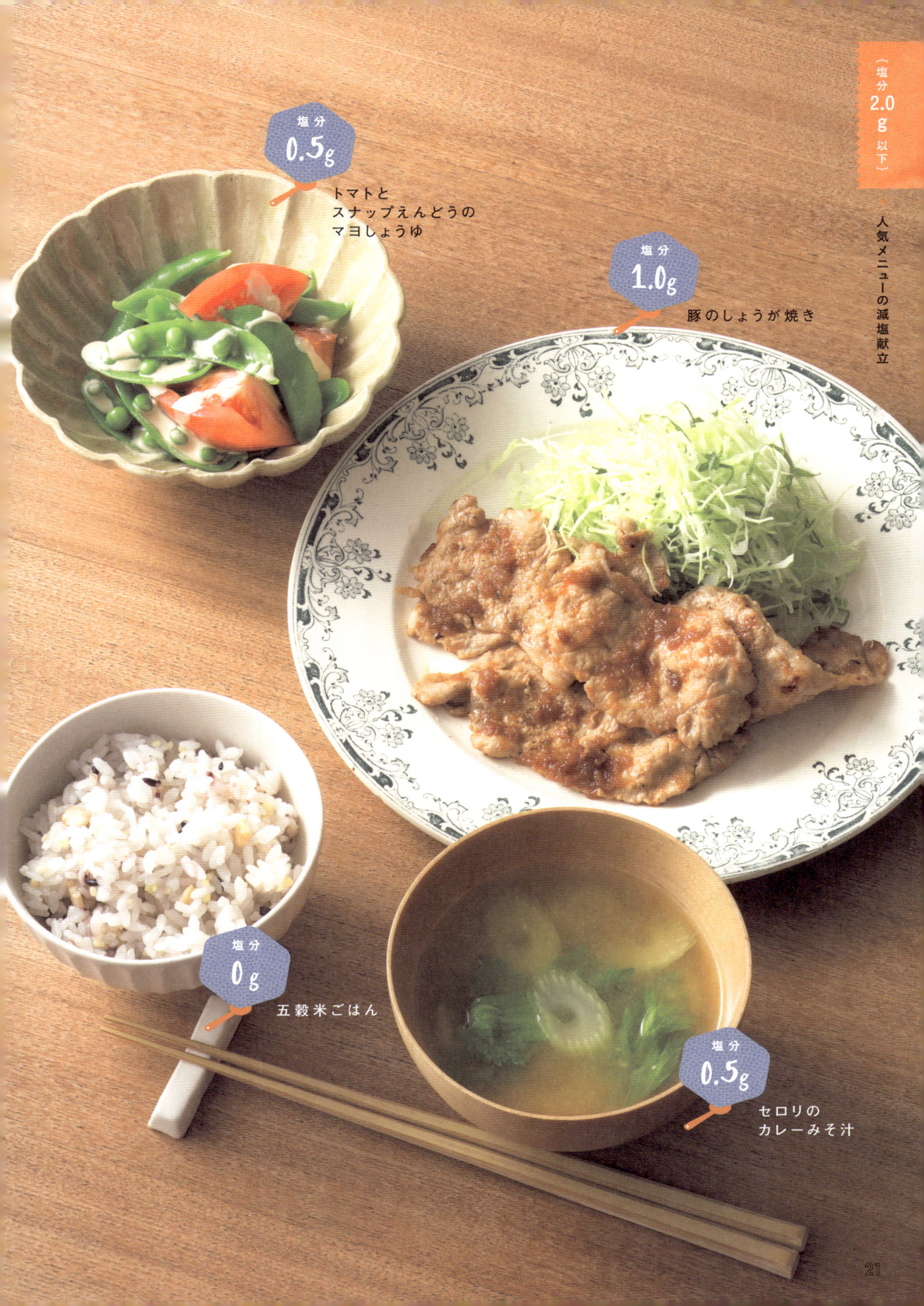
塩分
0.5g
トマトと
スナップえんどうの
マヨしょうゆ
塩分
1.0g
豚のしょうが焼き
塩分
0g
五穀米ごはん
塩分
0.5g
セロリの
カレーみそ汁

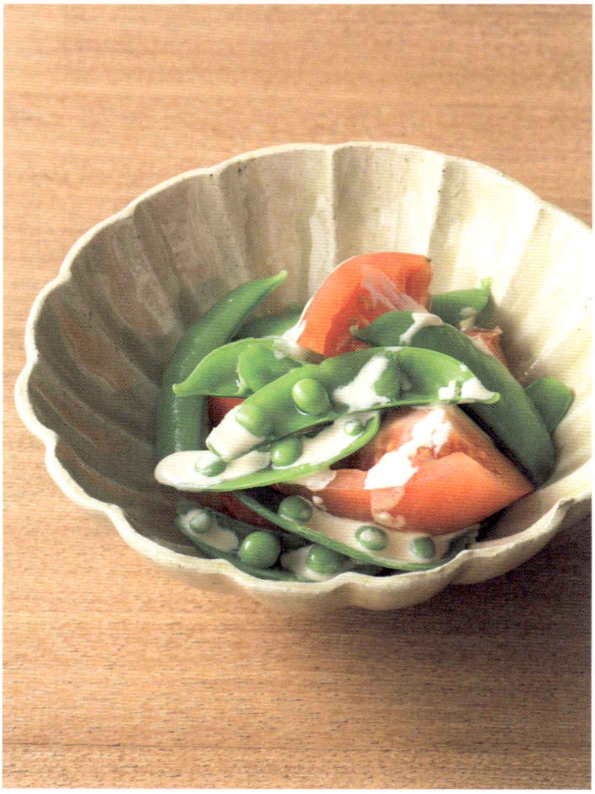

ヨーグルトの酸味でさわやかに

トマトとスナップえんどうのマヨしょうゆ

●1人分 54 kcal { 塩分 0.5g }

材料・2人分

トマト……1個(150g)
スナップえんどう……60g
A［マヨネーズ……大さじ1/2
　プレーンヨーグルト……大さじ1
　しょうゆ……小さじ1

作り方

1 トマトはへたをとり、大きめの乱切りにする。スナップえんどうは筋をとり、ゆでて半分に割る。
2 1を器に盛り、合わせたAをかける。

副菜アレンジ　ピリ辛の副菜に！

甘いかぼちゃを唐辛子と一緒に煮含める

いんげんとかぼちゃのピリ辛煮

●1人分 85 kcal { 塩分 0.5g }

材料・2人分

さやいんげん
　……8本(60g)
かぼちゃ……正味150g
赤唐辛子……1/2本
A［だし汁……1/2カップ
　酒……小さじ2
　砂糖……小さじ1
しょうゆ……小さじ1

作り方

1 いんげんは筋をとり、ゆでて長さを3等分に切る。
2 かぼちゃはひと口大に切り、赤唐辛子は斜め切りにする。
3 鍋にAを入れて2を加える。ふたをして火にかけ、煮立ったら弱火で約10分煮る。
4 1としょうゆを加えてさらに約5分煮、強火にして煮汁をからめる。

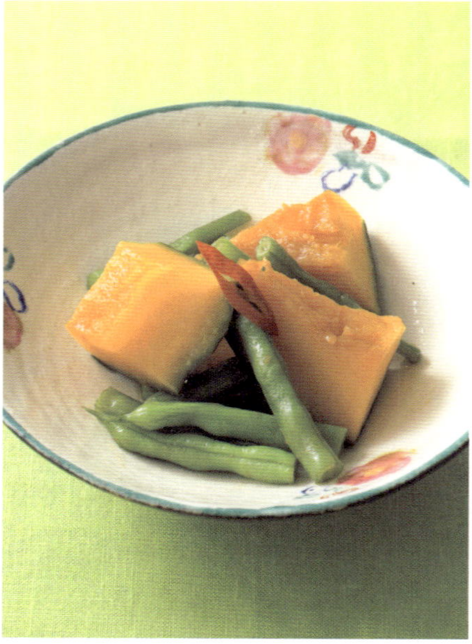

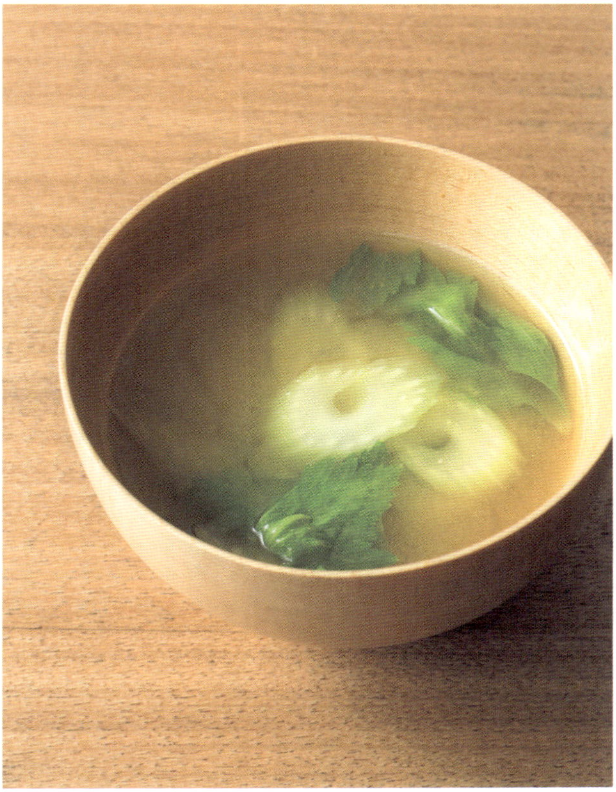

いつものみそ汁を
スパイシーに！

セロリのカレーみそ汁

●1人分13 kcal {塩分0.5g}

材料・2人分

セロリ……60g
セロリの葉……少量
だし汁……1と1/4カップ
みそ……小さじ1
カレー粉……ミニスプーン1/2

作り方

1 セロリは筋をとって斜め切りにし、葉は食べやすく切る。
2 鍋にだし汁を煮立て、1を加えてひと煮立ちさせる。みそを溶き入れ、カレー粉を加えて再びひと煮する。

汁物アレンジ　具だくさんの汁物に！

ごま油でコクを、山椒で風味をプラス

炒め野菜汁

●1人分24 kcal {塩分0.4g}

材料・2人分

大根……60g
にんじん……20g
長ねぎ……3cm
みつば……5g
ごま油……小さじ1/2
だし汁……1と1/4カップ
しょうゆ……小さじ2/3
粉山椒……適量

作り方

1 大根とにんじんは短冊切りに、長ねぎは太めのせん切りにする。
2 みつばは3cm長さに切る。
3 鍋にごま油を熱して1を炒める。だし汁を加えてふたをし、煮立ったら弱火で7〜8分煮る。
4 しょうゆを加えてひと煮立ちさせ、2を加えて火を止める。器に盛り、粉山椒をふる。

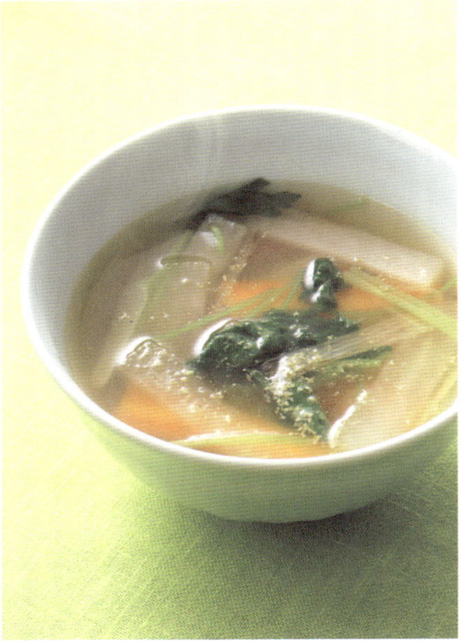

ハンバーグの献立

1人分 660 kcal　塩分 2.0g

肉だねには塩を加えず、うまみとコクのある
トマトソースで煮込めば、おいしく減塩できます！

野菜のうまみを含ませます

ハンバーグのトマト煮込み

●1人分 366 kcal { 塩分 0.9g }

材料・2人分

» ハンバーグ
合いびき肉……200g
玉ねぎ（みじん切り）……1/4個分（50g）
A ［パン粉・牛乳……各大さじ1
　　卵……1/2個分
» トマトソース
トマト（ひと口大に切る）……2個分（300g）
セロリ（筋をとる）……70g
ブロッコリー（小房に分ける）……1/3個分（80g）
しめじ（小房に分ける）……小1/2パック分（50g）
サラダ油……小さじ2
B ［トマトジュース……3/4カップ
　　顆粒ブイヨン……小さじ1/2
　　水……1/4カップ
塩……ミニスプーン1/2
こしょう……少量

作り方

1 玉ねぎは電子レンジで1分30秒加熱する。セロリは斜め薄切りにする。ブロッコリーはゆでる。
2 ボウルにひき肉と玉ねぎ、Aを入れてよく練り混ぜ、2等分して小判形に整える。
3 フライパンにサラダ油を熱し、強火で2の両面に焼き色をつける。フライパンのあいているところでセロリとトマトを炒める。Bを加え、中火にして7～8分煮る。
4 しめじを加えてさらに2～3分煮て、塩、こしょうをふる。ハンバーグと野菜を器に盛る。
5 煮汁を少し煮詰め、4にかける。

減塩のポイント
＊肉だねに塩は入れず、ソースで味わう。
＊うまみや香りの強い野菜と一緒に煮込む。
＊具だくさんソースで見た目も満足！

レンジで手軽にできる一品

白菜のラー油あえ

●1人分 28 kcal { 塩分 0g }

材料・2人分

白菜……小2枚（120g）
しょうが（せん切り）……8g
ラー油……小さじ1

作り方

1 白菜はひと口大のそぎ切りにする。耐熱皿に白菜としょうがを均等に広げてラップをふんわりとかけ、電子レンジで2分加熱する。
2 汁けを絞り、ラー油を加えてあえる。

ていねいに作るからおいしい

春菊の豆乳ポタージュ

●1人分 76 kcal { 塩分 0.4g }

材料・2人分

春菊……1/2束（100g）
玉ねぎ……1/4個（50g）
バター……小さじ2（8g）
塩……ミニスプーン1/3
こしょう……少量
A ［顆粒ブイヨン……ミニスプーン1
　　水……1と1/4カップ
豆乳（無調整）……1/2カップ

作り方

1 春菊は根元を切り落とし、2～3cm長さに切る。玉ねぎは薄切りにする。
2 鍋にバターを熱し、1を入れてしんなりとするまで炒め、塩、こしょうをふる。Aを加えて5～6分煮、火を止めてあら熱をとる。
3 2をミキサーで攪拌して鍋に戻し、豆乳を加えて温める。

ロールパン

●1人分 190 kcal { 塩分 0.7g }

1人分……2個（160g）

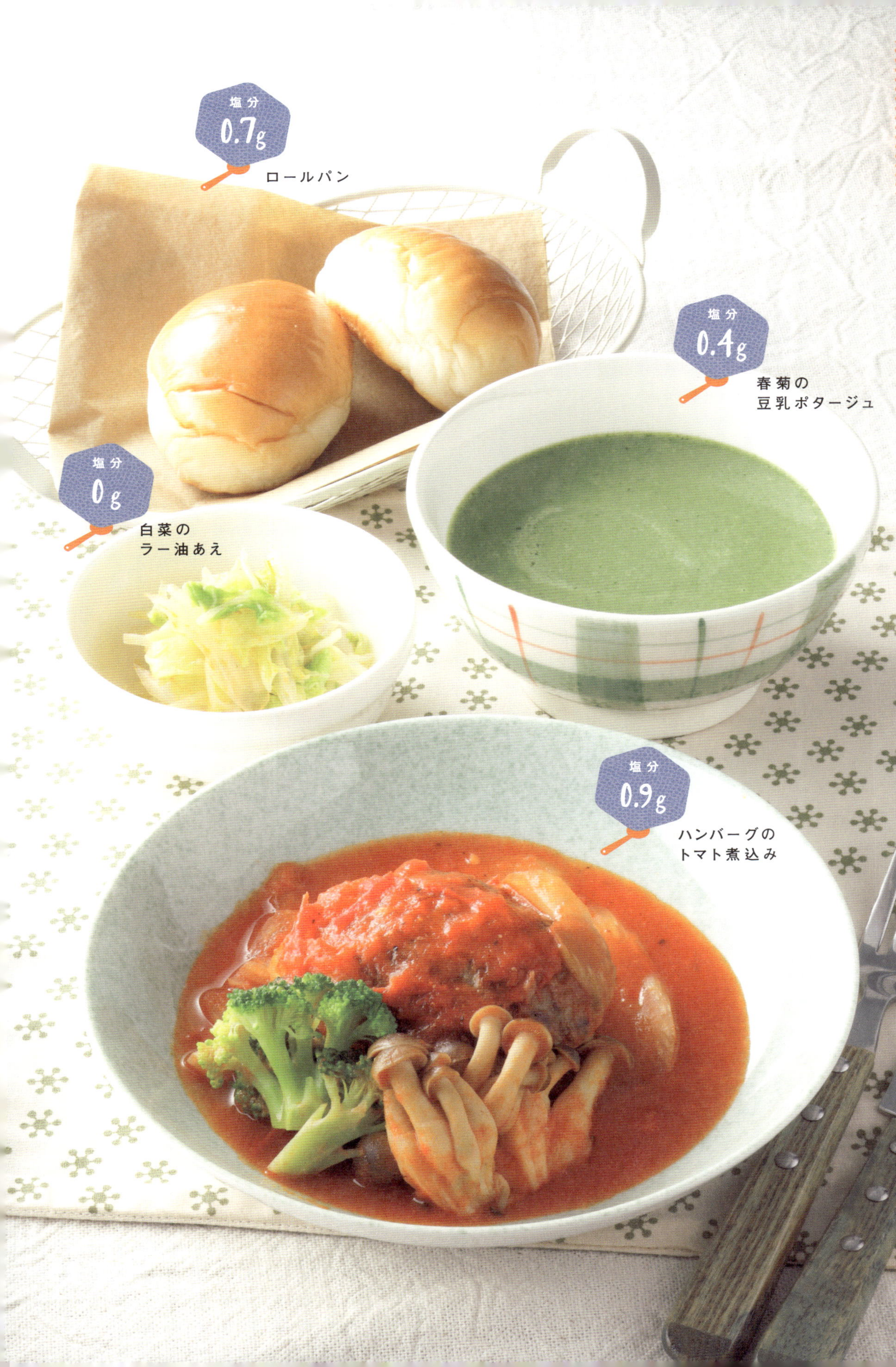
塩分 0.7g
ロールパン
塩分 0.4g
春菊の豆乳ポタージュ
塩分 0g
白菜のラー油あえ
塩分 0.9g
ハンバーグのトマト煮込み

カレーライスの献立

1人分 636 kcal　塩分1.8g

みんなが大好きなカレーは、手作りのルーで低塩に。
塩分少なめの具材を選び、だし汁で煮て風味をつけます。

だし汁と桜えびでうまみアップ

和風カレー

●1人分 557 kcal { 塩分 1.8g }

材料・2人分

豚こま切れ肉……180g
酒……大さじ1
サラダ油……小さじ2
A［にんにく（みじん切り）……1片分
　しょうが（みじん切り）……15g
B［にんじん（乱切り）……大1/4本分（60g）
　なす（輪切り）……2本分（160g）
　長ねぎ（斜め切り）……1/2本分（50g）
　まいたけ（小房に分ける）……1パック分（90g）
　桜えび（乾燥）……8g
C［カレー粉・米粉（上新粉・なければ小麦粉でもよい）
　……各大さじ1
だし汁………3カップ
しょうゆ………大さじ1
温かいごはん………茶わん2杯（300g）

作り方

1 豚肉はひと口大に切り、酒をふる。
2 鍋にサラダ油を弱火で熱し、Aを炒める。香りが立ったら1とBを加えて炒める。
3 全体がしんなりしたら、少量のだし汁で溶いたCを加えて混ぜる。粉っぽさがなくなったら、残りのだし汁を加えて強火にする。煮立ったら弱火にしてアクをとり、ときどき混ぜながら7〜8分煮る。
4 野菜がやわらかくなったら、しょうゆを加え混ぜ、火を止める。ごはんとともに器に盛る。

塩分ゼロのくだものをデザートに

りんごの紅茶コンポート

●1人分 79 kcal { 塩分 0g }

材料・2人分

りんご……2/3個（160g）
紅茶……1カップ
はちみつ・レモン汁……各大さじ1

作り方

1 りんごは皮をむき、6つ割りにして芯を除く。鍋にりんごと皮適量を入れ、紅茶とはちみつを加え、落としぶたをして火にかける。
2 煮立ったら中火にして約10分煮る。レモン汁を加えて混ぜ、火を止めてそのまま冷ます。

緑茶

●1人分 0 kcal { 塩分 0g }

減塩のポイント

＊市販のルーは塩分が高いので、カレー粉を使用。
＊野菜をだし汁で煮ることで、味に奥行きが。
＊具は、魚介より塩分が少ない肉がおすすめ。
＊肉を水きりした豆腐にかえればよりヘルシーに！

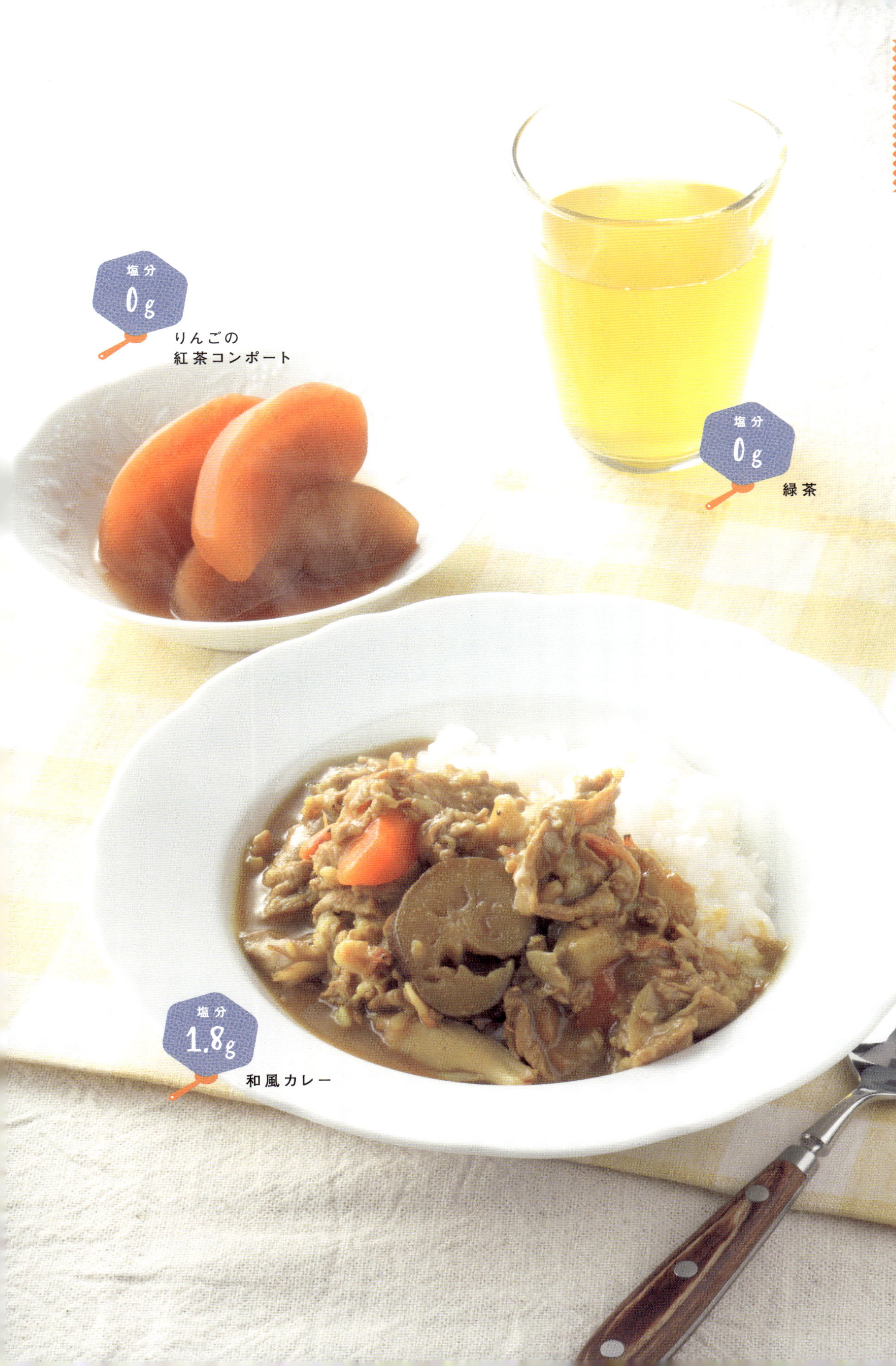
塩分
0g
りんごの
紅茶コンポート
塩分
0g
緑茶
塩分
1.8g
和風カレー

焼きそばの献立

1人分 550 kcal 塩分 1.9g

麺はそれ自体に塩分を含むので、味つけにひと工夫。
添付のソースは使わず、酢をきかせた具だくさんのあんかけ焼きそばに。

麺を香ばしく、カリッと焼くのがコツ

あんかけ焼きそば

● 1人分 477 kcal { 塩分 1.8g }

材料・2人分

中華蒸し麺……2玉(260g)
豚もも薄切り肉……120g
酒……大さじ1
白菜……2枚(160g)
絹さや……6枚
にんじん……大1/6本(40g)
もやし(ひげ根をとる)……200g
ごま油……大さじ1
しょうが(せん切り)……10g
A 顆粒鶏ガラだし……小さじ1/3
　酒……大さじ1
　しょうゆ……小さじ2
　砂糖……小さじ1/2
　湯……3/4カップ
酢……大さじ2
水溶き片栗粉
　片栗粉……小さじ1
　水……小さじ2

作り方

1 豚肉はひと口大に切って酒をふる。白菜はひと口大のそぎ切りにし、絹さやは筋をとって斜め半分に切る。にんじんは短冊切りにする。

2 麺は熱湯をかけてほぐし、もやしと合わせてごま油小さじ2であえる。中火で熱したフライパンに半量ずつ丸く広げて入れ、両面をこんがりと焼いて器に盛る。

3 2のフライパンに残りのごま油を熱し、しょうがと豚肉を炒める。肉の色が変わったら1の野菜を加えて炒める。

4 全体がしんなりしたら、合わせたAを加えて2〜3分煮、酢を加える。水溶き片栗粉でとろみをつけ、2にかける。

削り節と唐辛子の風味で塩いらず！

焼きエリンギの唐辛子あえ

● 1人分 30 kcal { 塩分 0g }

材料・2人分

エリンギ……5本(200g)
A 削り節……ひとつまみ(2g)
　一味唐辛子……適量

作り方

1 エリンギは縦4〜5つに裂き、グリルで焼き色がつくまで焼く。

2 Aを加えてあえる。

プレーンヨーグルト

● 1人分 43 kcal { 塩分 0.1g }

1人分……70g
＊好みではちみつやフルーツを加えても。

減塩のポイント

＊塩分の高い乾麺ではなく、蒸し麺を使います。

＊とろみのついたあんにすれば、少量でも麺によくからんで、満足度アップ！

＊添付のソースや、市販のめんつゆは高塩分。なるべく使わず味つけを。

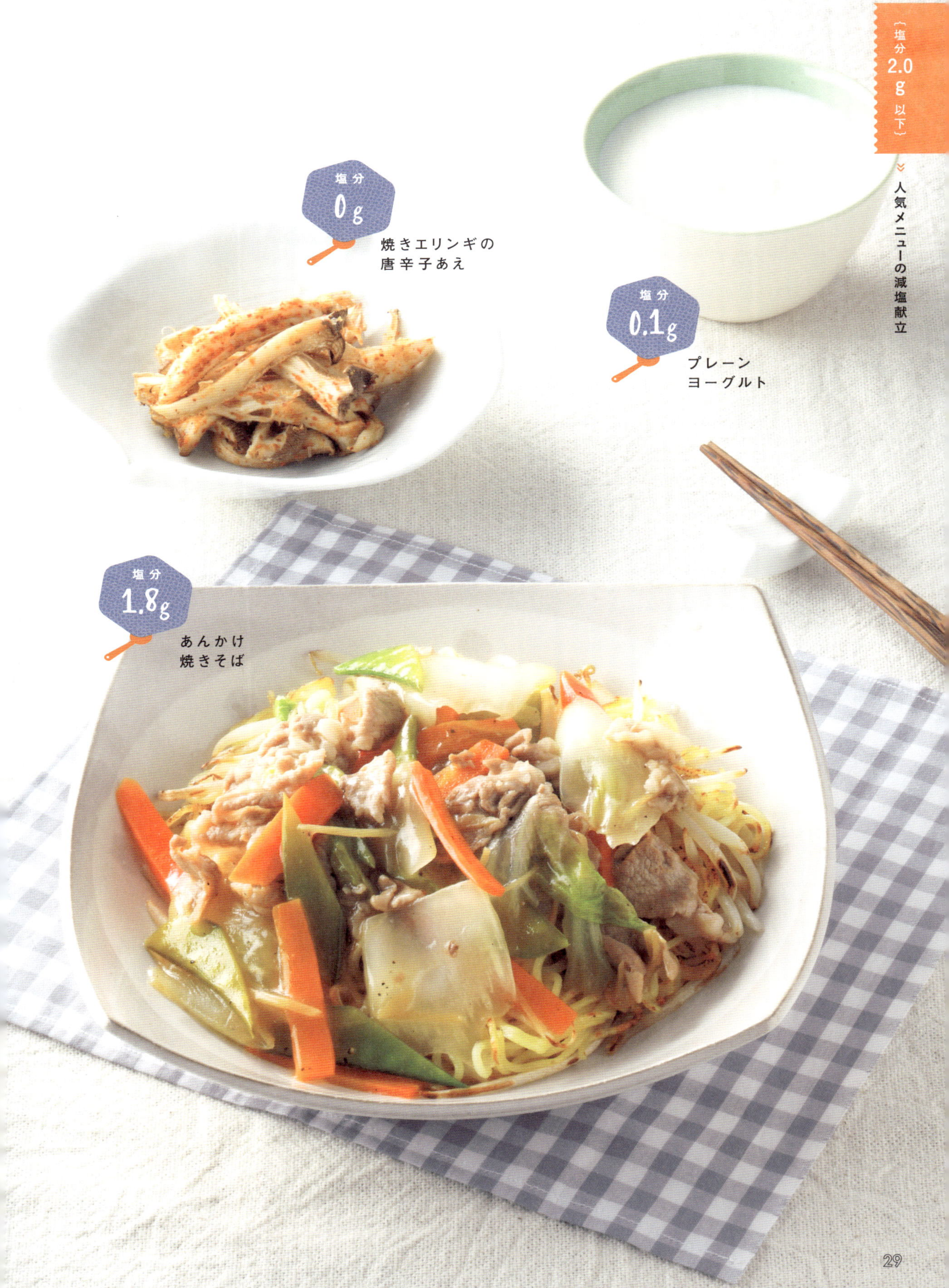
塩分
0g
焼きエリンギの
唐辛子あえ
塩分
0.1g
プレーン
ヨーグルト
塩分
1.8g
あんかけ
焼きそば

焼きギョウザの献立

1人分 605 kcal　塩分 1.9g

キャベツと香味野菜をたっぷり入れたギョウザと
風味のあるスープで大満足の献立です。

最後にごま油でパリッと仕上げる

野菜たっぷり焼きギョウザ

●1人分 272 kcal ｛塩分 1.3g ｝

材料・2人分

豚ひき肉……80g
キャベツ（みじん切り）……2枚分（100g）
塩……小さじ1/3
A ┌ にら（みじん切り）……1/3束分（30g）
　│ 長ねぎ（みじん切り）……1/4本分（25g）
　│ 青じそ（みじん切り）……8枚分
　│ しょうが（みじん切り）……10g
　│ 片栗粉・ごま油……各小さじ1
　│ しょうゆ……小さじ1/2
　└ 酒……小さじ2
B ┌ 小麦粉……小さじ1
　└ 水……80mℓ
ギョウザの皮……12枚
サラダ油……小さじ1/2
ごま油……小さじ1
酢・ラー油・こしょう……各適宜

作り方

1 キャベツは塩もみして水けを絞り、ひき肉とAを加えてよく練り混ぜる。
2 ギョウザの皮の中心に1を適量ずつのせ、合わせたBを縁につけて包む。
3 フライパンにサラダ油を熱し、2を並べる。Bの残りをよく混ぜて加え、ふたをして水分がなくなるまで強火で2～3分、蒸し焼きにする。
4 ごま油をまわしかけ、まわりがパリッと焼けてきたら器に盛る。好みで酢＋ラー油、または酢＋こしょうを添えても。

減塩のポイント

＊肉のうまみと野菜の香味をきかせて。
＊肉だねにしっかりと下味をつければ、つけだれなしでも満足の味わいに！

皮つきで焼くから香ばしい

焼き長いもの黒酢あえ

●1人分 60 kcal ｛塩分 0g ｝

材料・2人分

長いも……100g
ごま油……小さじ1
A ┌ 黒酢・だし汁……各大さじ1
　└ 砂糖……小さじ1

作り方

1 長いもは皮をたわしで洗い、皮つきのまま5mm厚さの半月切りにする。
2 フライパンにごま油を熱し、1の両面を弱火でこんがり焼く。合わせたAをからめる。

にんにくをたっぷり入れて風味づけ

もやしと香菜のにんにくスープ

●1人分 21 kcal ｛塩分 0.6g ｝

材料・2人分

大豆もやし（ひげ根をとる）……50g
香菜……1/2束（20g）
にんにく……2片
A ┌ 顆粒鶏ガラだし……小さじ1/3
　└ 水……2カップ
塩……ミニスプーン2/3
こしょう……少量

作り方

1 にんにくは縦半分に切って芯をとる。たっぷりの湯で約10分ゆで、フォークで粗くつぶす。
2 鍋にAを煮立たせ、もやしと3cm長さに切った香菜を加えて中火で30秒ほど煮る。1と塩、こしょうを加えて混ぜる。

ごはん

●1人分 252 kcal ｛塩分 0g ｝

1人分……150g

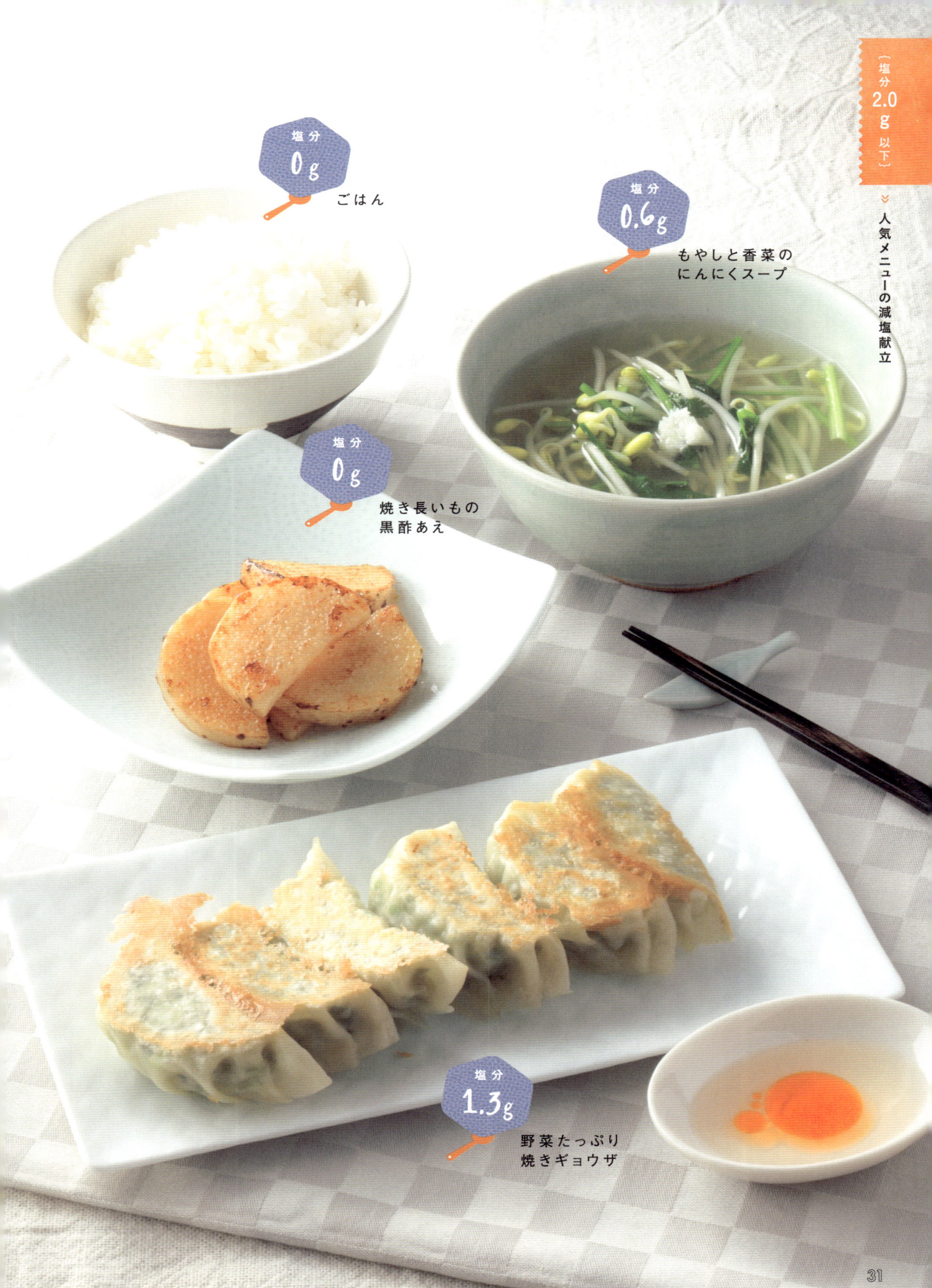
塩分 0g
ごはん
塩分 0.6g
もやしと香菜の
にんにくスープ
塩分 0g
焼き長いもの
黒酢あえ
塩分 1.3g
野菜たっぷり
焼きギョウザ

親子丼の献立

1人分 653 kcal　塩分 1.7g

親子丼は、ほたて缶を加えてうまみをプラス。
レモンをきかせた塩分ゼロの副菜と合わせて低塩分の献立に。

鶏肉、ほたて、しいたけのだしが絶妙

ほたて入り親子丼

●1人分 597 kcal ｛塩分 1.7g ｝

材料・2人分

鶏もも肉……150g
ほたて缶……1缶（80g）
干ししいたけ……小4枚（または大2枚）
玉ねぎ……1/2個（100g）
A［ 酒・めんつゆ（3倍濃縮）……各大さじ1
溶き卵……3個分
温かいごはん……茶わん2杯
みつば（3cm長さに切る）……3〜4本分

作り方

1 鶏肉はひと口大に切る。しいたけは水1カップでもどし、軸を除いて薄切りにする。玉ねぎは薄切りにする。
2 鍋にほたてを缶汁ごと入れ、玉ねぎ、しいたけ、しいたけのもどし汁、Aを加えて火にかける。煮立ったらアクをとり、鶏肉を加えて中火で7〜8分煮る。
3 鶏肉に火が通ったら溶き卵をまわし入れる。10〜15秒たったらふたをして火を止め、2〜3分蒸らす。
4 器にごはんを盛り、3をのせてみつばを散らす。

減塩のポイント

＊ほたて缶やツナ缶などうまみの出る食材を加えると塩分控えめでも満足感が。
＊煮汁は少なめにして摂取塩分カット！
＊しいたけのだしは塩分ゼロ！さまざまな料理に活用できる。

※しいたけだし…密閉容器に水2と1/2カップと干ししいたけ2〜4枚を入れ、1時間ほどおく。このもどし汁をだし汁として使う。

レモンと砂糖でもむから塩分ゼロ！

かぶのレモン浅漬け

●1人分 22 kcal ｛塩分 0g ｝

材料・2人分

かぶ……2個（140g）
かぶの葉……2本
A［ 砂糖……ミニスプーン1強
　 レモン汁……大さじ1
　 レモンの皮（せん切り）……少量

作り方

1 かぶは縦半分に切って薄切りにし、葉は1cm幅に切る。
2 1とAをポリ袋に入れてもむ。しばらくおき、全体がしんなりしたら軽く汁けを絞る。

いちご

●1人分 34 kcal ｛塩分 0g ｝

1人分……5個

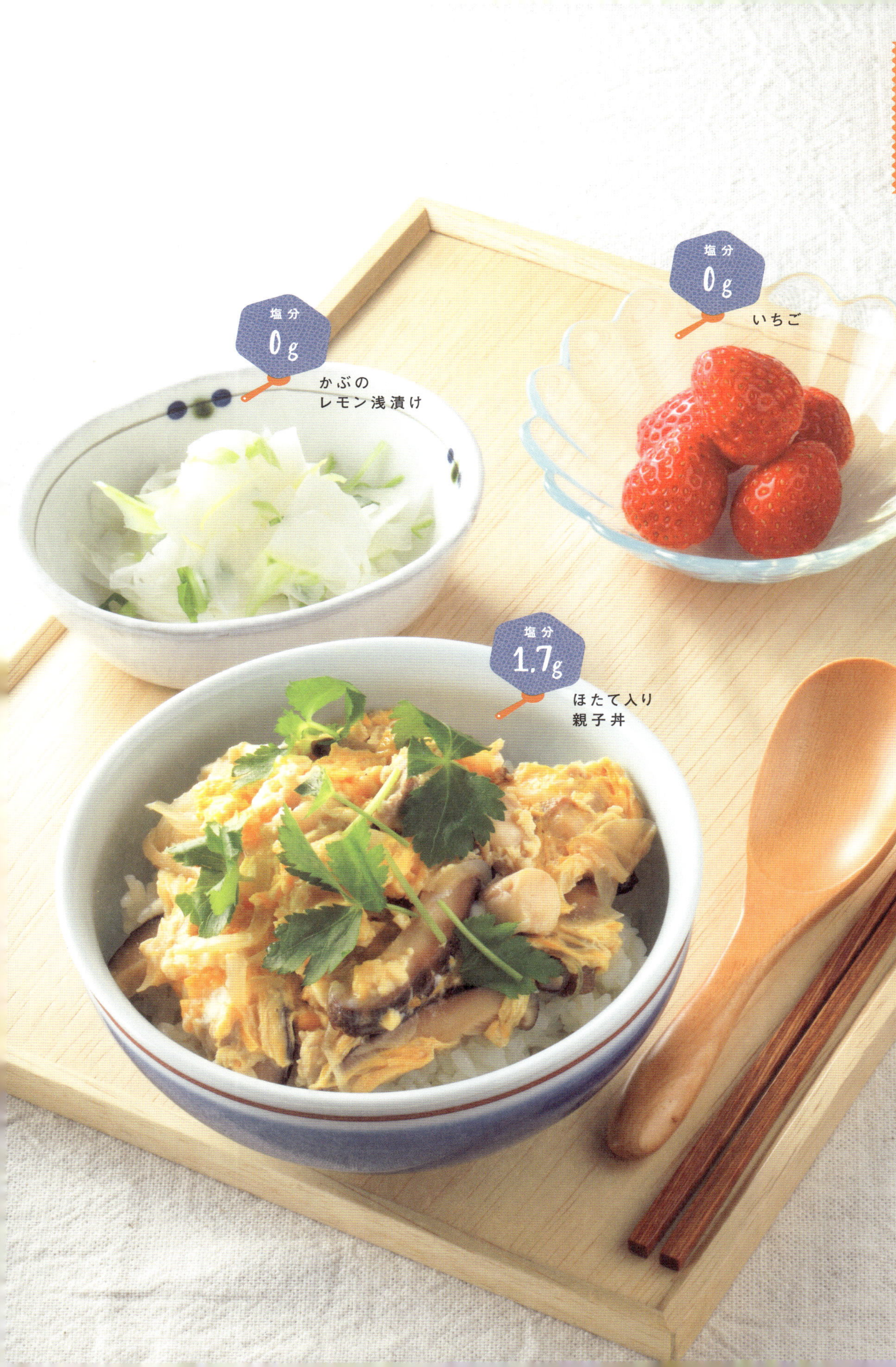
塩分 0g
かぶの
レモン浅漬け
塩分 0g
いちご
塩分 1.7g
ほたて入り
親子丼

ぶりの照り焼きの献立

1人分 655 kcal　塩分1.9g

黒こしょうをきかせたぶり照りと、
だしを工夫した汁物で減塩を感じさせない和食献立に。

下味の黒こしょうが味を引き締めます

ぶりの照り焼き

●1人分 284 kcal ｛塩分 1.0g｝

材料・2人分

ぶり（切り身）……2切れ（160g）
粗びき黒こしょう……適量
小麦粉……少量
大根……4cm（150g）
ししとう……6本
サラダ油……小さじ2
A［酒・水……各大さじ1
しょうが（薄切り）……10g
B［酢・みりん……各大さじ1
　しょうゆ……小さじ2
　だし汁……80mℓ

作り方

1 大根は1cm厚さの輪切りにして約5分下ゆでし、水けをきる。フライパンにサラダ油を熱し、大根とししとうをこんがり焼いて器に盛る。

2 ぶりはこしょうをふり、小麦粉をまぶす。1のフライパンに入れて焼き、焼き色がついたら裏返す。Aをふってしょうがを加え、ふたをして約3分蒸し焼きにし、一度取り出す。

3 2のフライパンにBを入れ、煮立ったらぶりを戻し入れる。たれをからめて照りを出し、1に盛り合わせる。

減塩のポイント

＊たれは漬け込まず、最後にからめると減塩に。
＊ぶりに小麦粉をまぶすと味がからみやすい！
＊だし汁は自分でとれば低塩分に。濃いめにとって調味料を減らすなど調整ができる。

※昆布とかつおのだし汁…鍋に水1ℓと20cm長さの昆布を2〜3枚入れて火にかけ、煮立つ直前に昆布を取り出し、削り節ひとつかみを加える。1〜2分たったら火を止め、ざるなどでこす。塩分は1ℓあたり約1g。

すりたてのごまであえると風味豊か

せりのごまあえ

●1人分 58 kcal ｛塩分 0g｝

材料・2人分

せり……1束（150g）
白いりごま……大さじ1
ごま油……小さじ1

作り方

1 せりは根を切り落とし、サッとゆでて4〜5cm長さに切り、水けを絞る。ごまはすり鉢でする。

2 ボウルに1とごま油を入れてあえる。

汁は少なめにするのが減塩のコツ

れんこんのすりおろし汁

●1人分 57 kcal ｛塩分 0.9g｝

材料・2人分

れんこん……100g
にんじん……小1/3本（50g）
えのきたけ……大1/3袋（50g）
A［だし汁……1と1/2カップ
　酒……小さじ2
　しょうゆ……大さじ1/2
練りわさび……少量

作り方

1 れんこんはすりおろし、にんじんは半月切りにする。えのきは石づきを切り落として長さを半分に切る。

2 鍋にAとにんじん、えのきを入れて5〜6分煮る。

3 れんこんを加えてさらに1分煮、とろみがついたら火を止める。器に盛り、わさびをのせる。

雑穀ごはん

●1人分 256 kcal ｛塩分 0g｝

1人分……150g
＊米に好みの雑穀ミックス（市販）を混ぜて炊く。

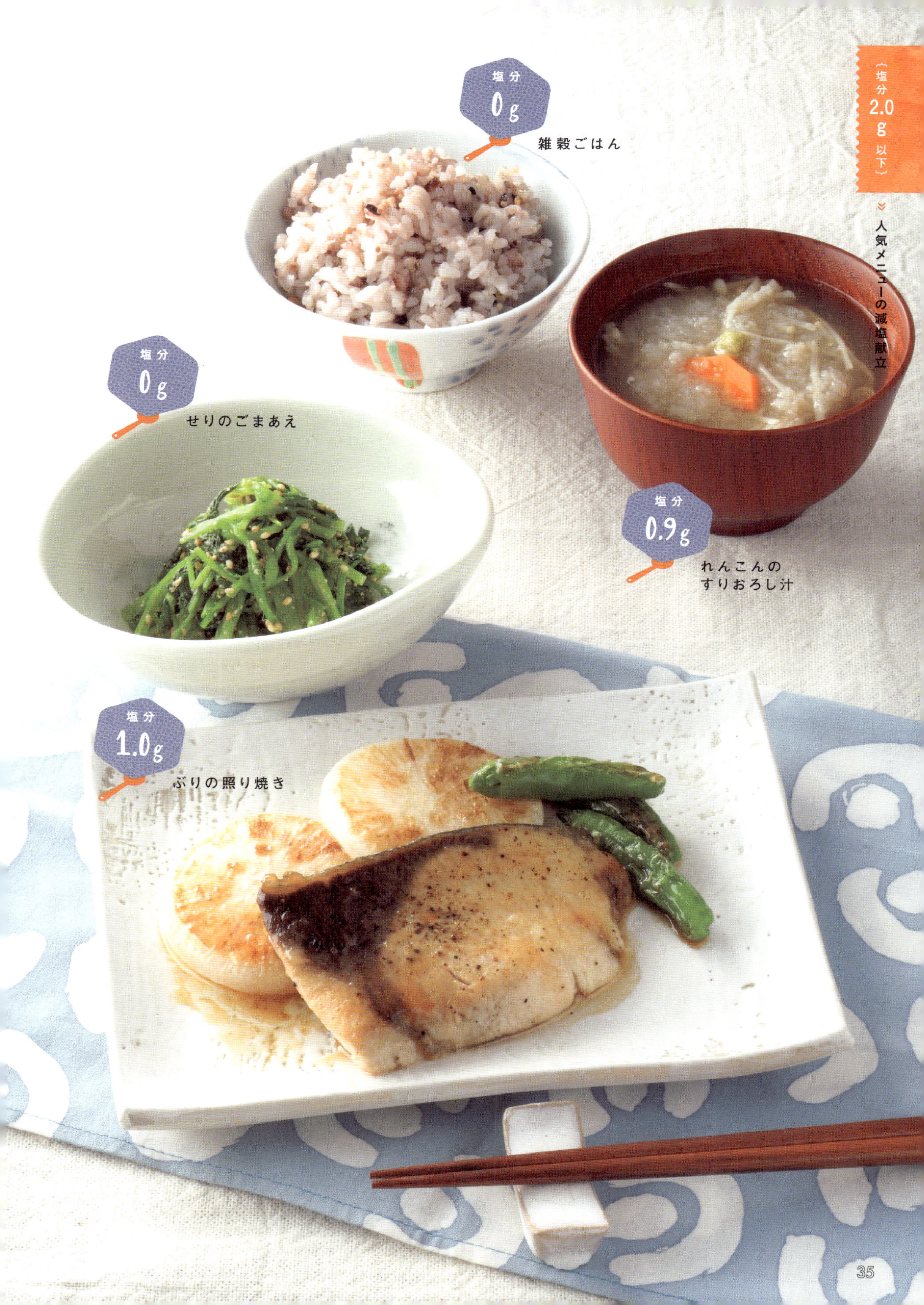
塩分 0g
雑穀ごはん
塩分 0g
せりのごまあえ
塩分 0.9g
れんこんのすりおろし汁
塩分 1.0g
ぶりの照り焼き

COLUMN 2

おやつとおつまみの塩分チェック！

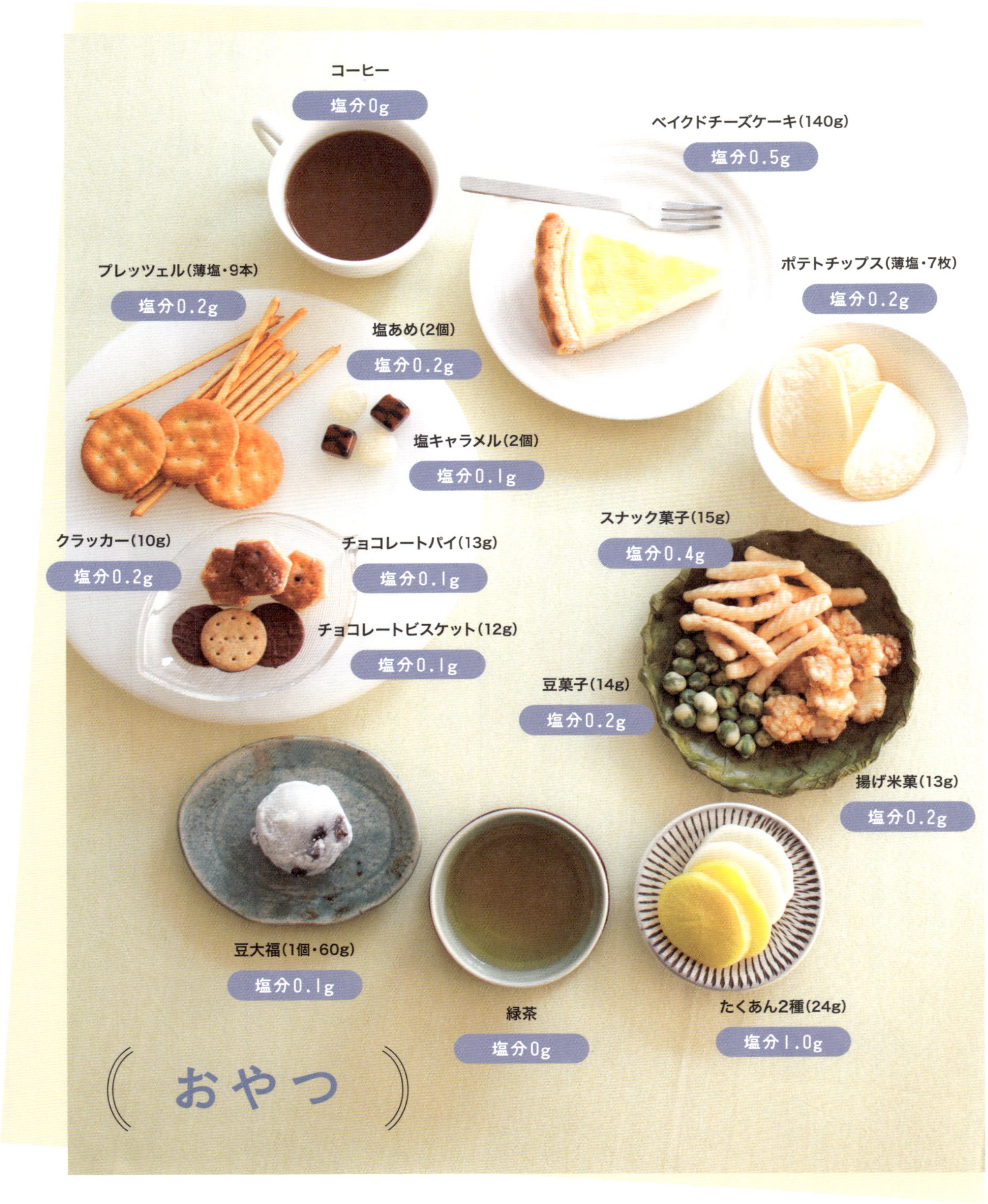

3度の食事のほかに、ついついお菓子をつまんだり
晩酌をしたりしていませんか？　塩味のものだけでなく、
甘みを引き出すために塩が使われていることもあるので要注意！

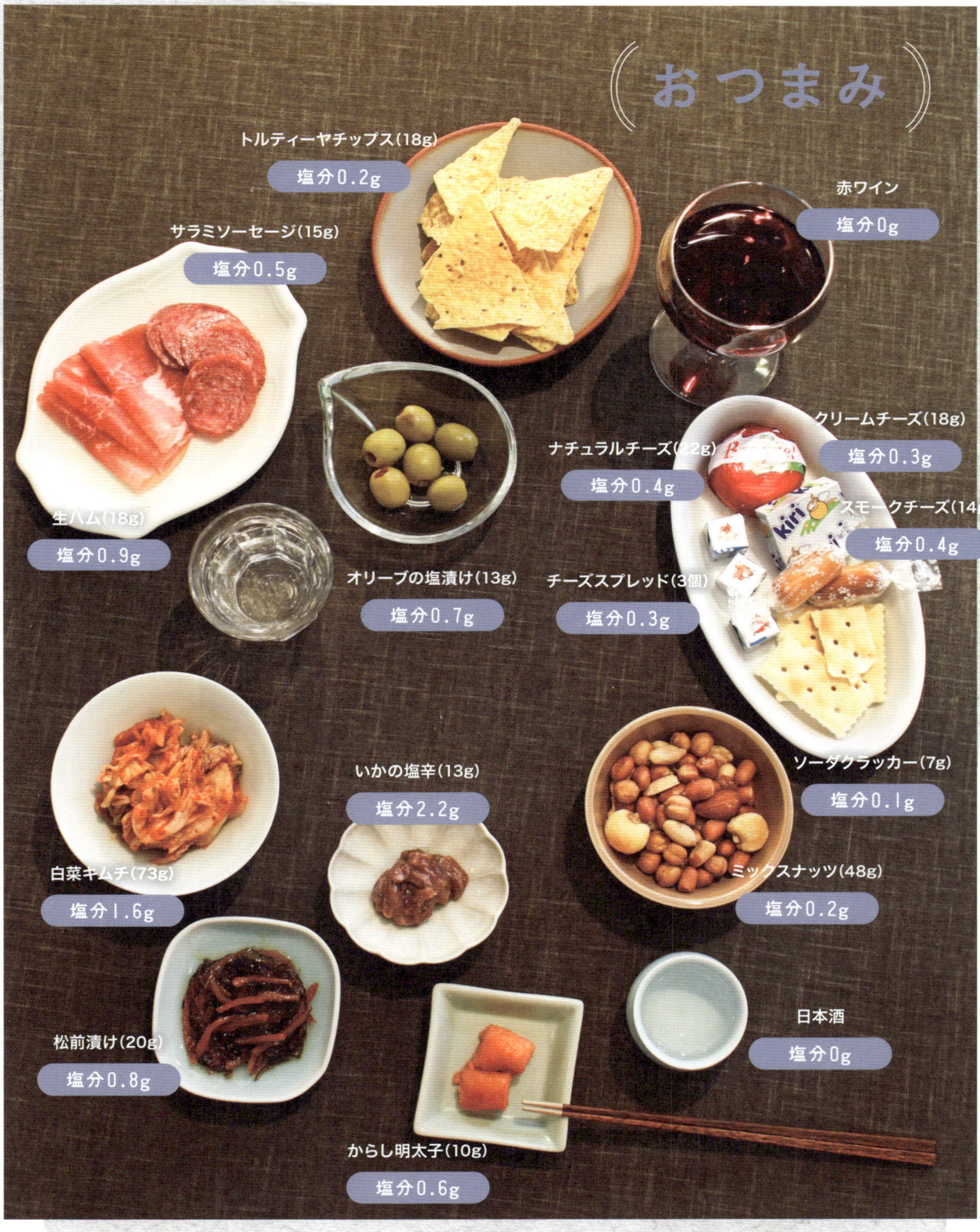

おつまみ
トルティーヤチップス(18g)
塩分0.2g
赤ワイン
塩分0g
サラミソーセージ(15g)
塩分0.5g
クリームチーズ(18g)
塩分0.3g
ナチュラルチーズ(22g)
塩分0.4g
生ハム(18g)
塩分0.9g
スモークチーズ(14g)
塩分0.4g
オリーブの塩漬け(13g)
塩分0.7g
チーズスプレッド(3個)
塩分0.3g
ソーダクラッカー(7g)
塩分0.1g
いかの塩辛(13g)
塩分2.2g
白菜キムチ(73g)
塩分1.6g
ミックスナッツ(48g)
塩分0.2g
日本酒
塩分0g
松前漬け(20g)
塩分0.8g
からし明太子(10g)
塩分0.6g

COLUMN 3

減塩のいろいろQ＆A

いざ減塩ライフをスタートしてみると、あれこれと疑問がわいてくることもあるでしょう。
ちょっと気になる6つの疑問にお答えします。

Q 血圧が高くなければ、減塩は不要？

A 塩分によって血圧が変動しやすい（食塩感受性がある）人と、変動しにくい（食塩感受性がない）人がいますが、血圧が変動しにくいからといって、塩分を多くとっていいということではありません。塩分のとりすぎは、高血圧のほかに心臓や腎臓への負担が懸念されるので、どんな人でも減塩の習慣をつけることが健康維持に役立ちます。

Q 水分をたくさんとれば、塩分は排出される？

A 水分（水だけでなく、お茶やお酒なども含めて）をたくさんとると排尿量は増えますが、それにともなった塩分排出量の増加は期待できません。それればかりか、水分は一度に多くとってしまうと、血液量が増えて血圧が上がり、心臓に負担をかけてしまいます。健康のために、塩分も水分も節度のあるとり方を心がけましょう。

Q 汗をかく夏は、むしろ塩分を摂取したほうがいいのでは？

A 高温の場所で長時間活動する場合や、激しい運動や肉体労働をする場合は別ですが、一般的な日常生活や運動では、それほど発汗量が増えることはありません。特に意識して塩分を補給する必要はないので、のどの渇きに合わせて水分補給しましょう。ただし、高齢者などの場合は、血圧や体調の変化を見て、臨機応変に対応してください。

Q いわゆる天然塩なら、減塩しなくても大丈夫？

A 塩の主成分は塩化ナトリウムで、天然塩は精製塩（食塩）よりナトリウム量がやや少ないですが、違いはごくわずか。また、計量スプーン小さじ1の重量は、精製塩が6g、天然塩は5gのものが多いようですが、粒子の細かいものは天然塩でも6g前後あるので、使いすぎは要注意です。

Q 塩分量は少なければ少ないほどいいの？

A 塩分摂取量が極端に少ないと、電解質のバランスがくずれて元気がなくなったり、ナトリウム量が極端に減ることで、逆に血圧が上がったりすることもあります。ただ、1日の平均塩分摂取量が10gの私たち日本人は、一般的に塩分不足を気にする必要はないでしょう。まずは、今の食事より1日2～3gの減塩を目指すところから始めましょう。

Q 降圧剤を服用すれば、減塩の必要なし？

A 降圧剤を飲めば、血圧の上昇は抑えられますが、副作用のリスクも避けられません。薬が増えていく可能性もあり、そうなれば薬代もかさんでしまいます。また、塩分のとりすぎは高血圧以外の病気の一因にもなるので、やはり薬だけに頼らず、健康な暮らしの根源となる「食生活」から見直したいところです。

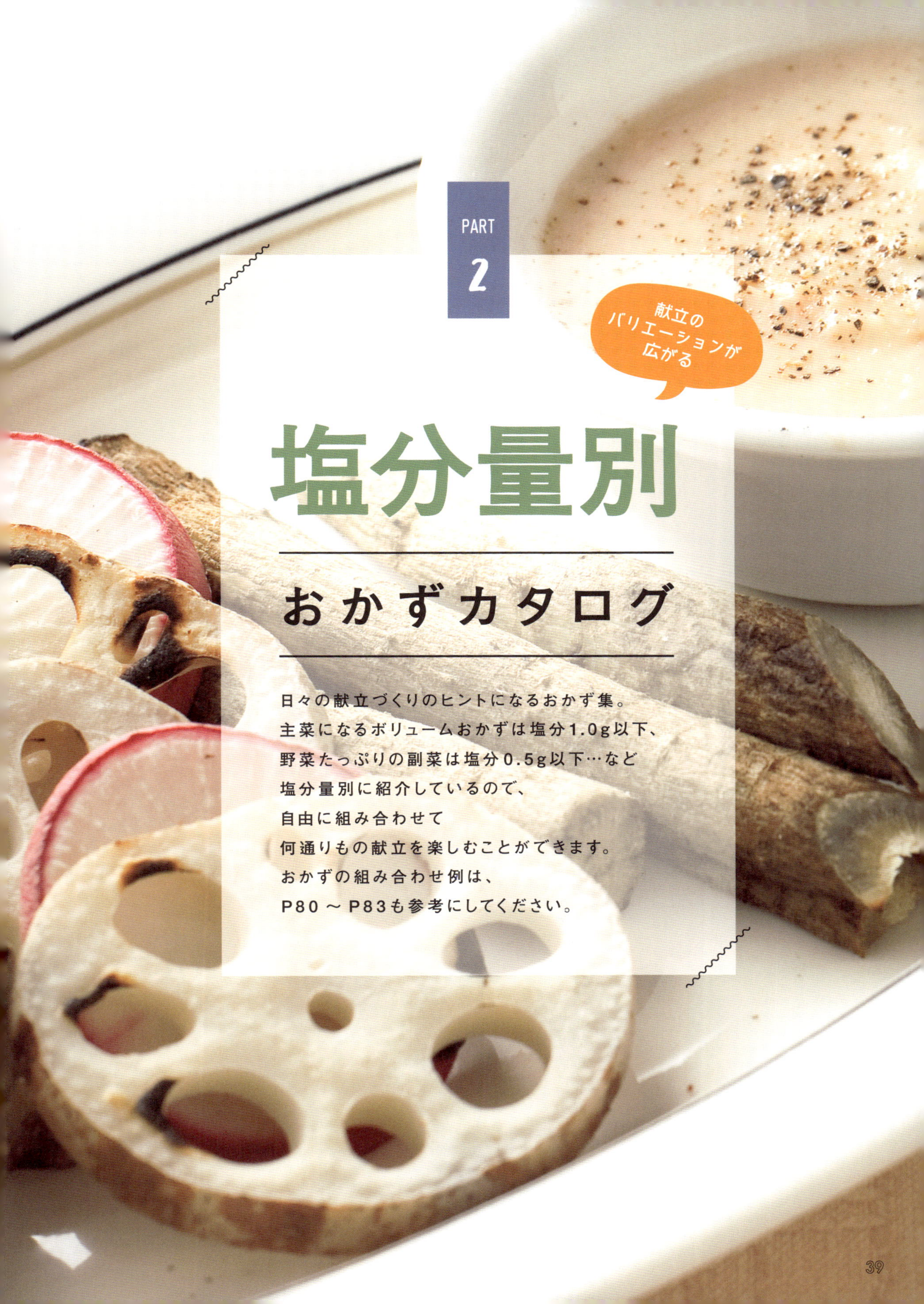

PART 2

献立の
バリエーションが
広がる

塩分量別

おかずカタログ

日々の献立づくりのヒントになるおかず集。
主菜になるボリュームおかずは塩分1.0g以下、
野菜たっぷりの副菜は塩分0.5g以下…など
塩分量別に紹介しているので、
自由に組み合わせて
何通りもの献立を楽しむことができます。
おかずの組み合わせ例は、
P80 ～ P83も参考にしてください。

{ 塩分1.0g以下 }

ボリュームおかず

コクや風味が増す食材や調理法を上手に使って、
塩分控えめでもしっかり味で
食べごたえのあるメインおかずを作りましょう。

しそ巻きチキンメンチカツ

1人分 314 kcal　塩分0.8g

材料・2人分

A ┌ 鶏ひき肉……160g
　│ こしょう……少量
　└ 卵……1/4個分
玉ねぎ(みじん切り)……小1/4個分(30g)
青じそ……8枚
溶き卵……1/2個分
小麦粉・生パン粉・揚げ油……各適量
中濃ソース……大さじ1
キャベツ(せん切り)……大1枚分
トマト(くし形切り)……1/4個分

作り方

1 ボウルにAを入れ、粘りが出るまでよく混ぜる。玉ねぎを加えて混ぜ、4等分にして平たい円形に整える。
2 1の両面に青じそをつけ、全体に小麦粉を薄くまぶして溶き卵にくぐらせ、パン粉をつける。
3 160℃に熱した油に2を入れ、きつね色になるまで揚げる。器に盛ってソースをかけ、キャベツとトマトを添える。

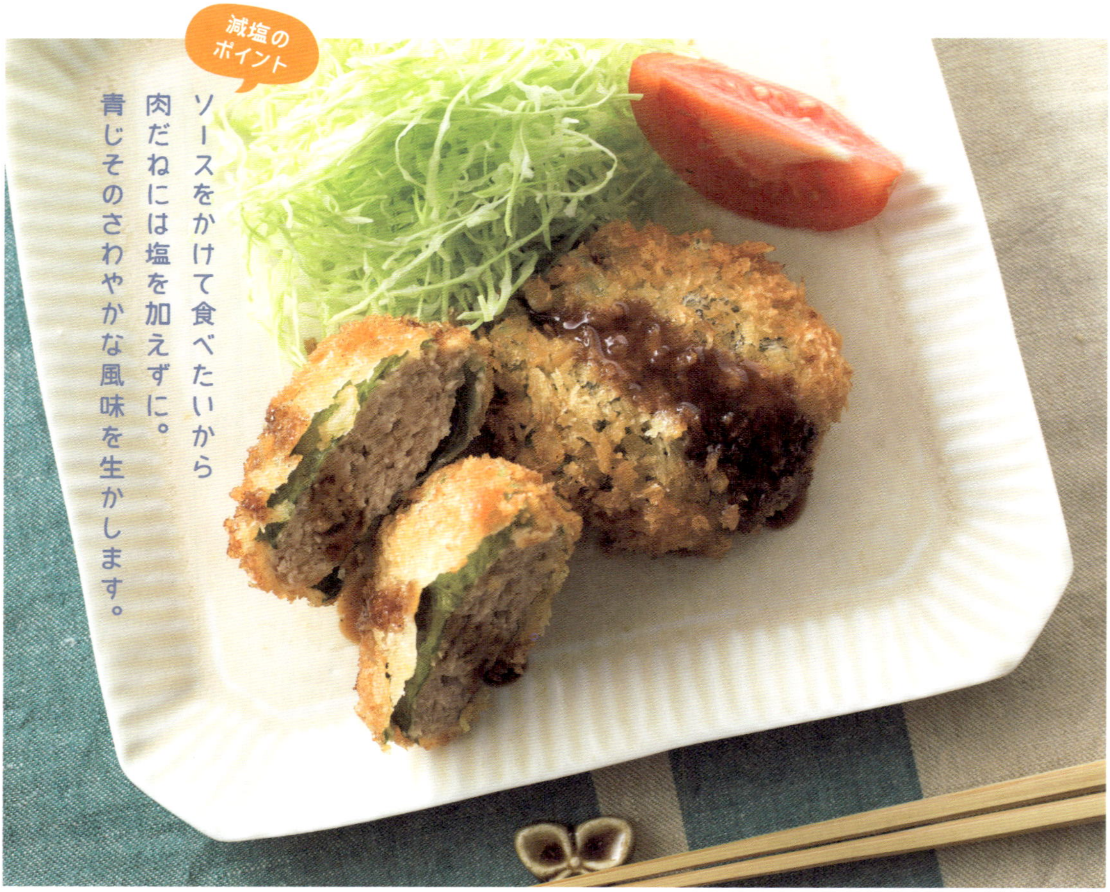
減塩のポイント
ソースをかけて食べたいから
肉だねには塩を加えずに。
青じそのさわやかな風味を生かします。

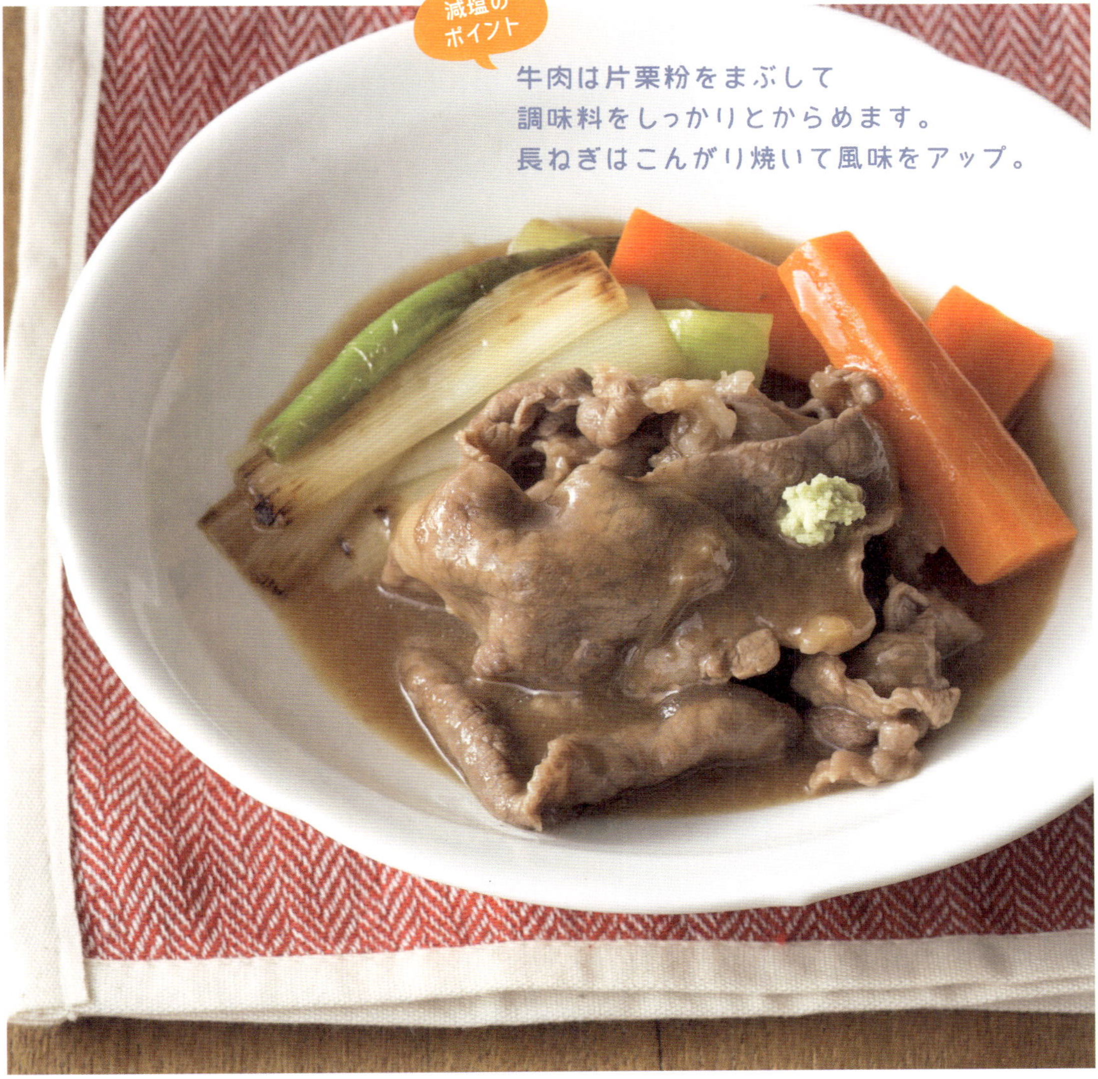
減塩のポイント
牛肉は片栗粉をまぶして
調味料をしっかりとからめます。
長ねぎはこんがり焼いて風味をアップ。

牛肉と焼きねぎの治部煮

1人分 227 kcal 塩分 0.9g

材料・2人分

牛もも薄切り肉……160g
片栗粉……小さじ1と1/2
長ねぎ……1本（100g）
にんじん……大1/4本（60g）
ごま油……小さじ1
だし汁……1と1/4カップ
A［みりん……小さじ1
　 しょうゆ……小さじ1と2/3
粉わさび……少量

作り方

1 長ねぎは4㎝長さに切って縦半分に切る。にんじんは太めの棒状に切る。
2 鍋にごま油を熱して長ねぎを焼き、焼き色がついたらにんじんとだし汁を加えてふたをする。煮立ったら弱火で約5分煮、Aを加えて調味する。
3 牛肉はひと口大に切り、片栗粉をまぶして2に加え、火が通るまで中火で煮る。器に盛り、少量の水で溶いたわさびを添える。

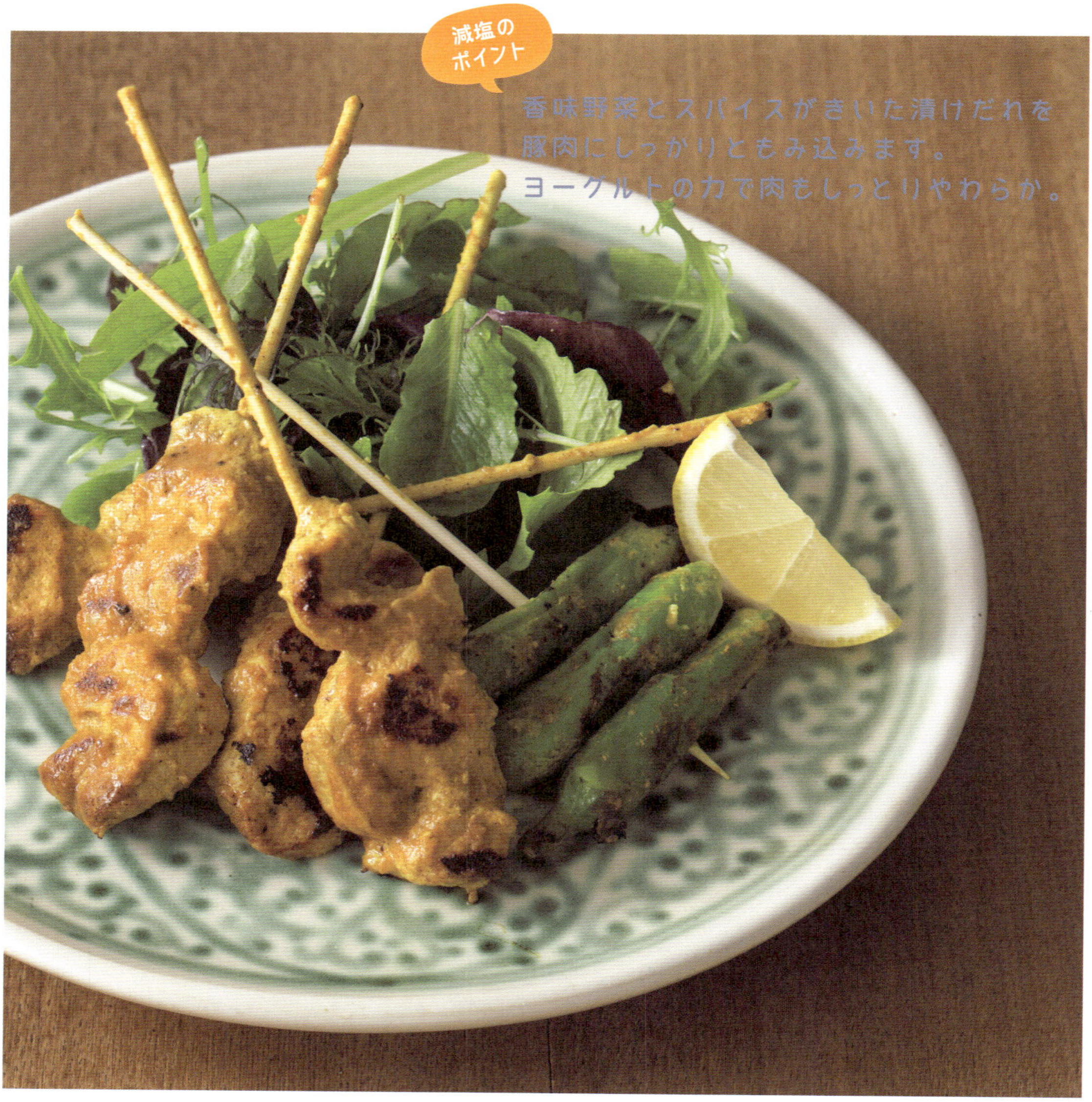
減塩のポイント
香味野菜とスパイスがきいた漬けだれを
豚肉にしっかりともみ込みます。
ヨーグルトの力で肉もしっとりやわらか。

豚肉のタンドリー風串焼き

1人分 179 kcal　塩分 0.8g

材料・2人分

豚ヒレ肉……200g
塩……ミニスプーン1
こしょう……少量
A ┌ プレーンヨーグルト……大さじ4
　│ おろしにんにく……1/4片分
　│ おろししょうが……1/2かけ分
　│ 酢・トマトケチャップ……各小さじ1
　└ カレー粉……小さじ2
ししとう……6本
オリーブオイル……小さじ1
ミックスリーフ……20g
レモン（くし形切り）……2切れ

作り方

1. 豚肉はひと口大に切り、塩、こしょうをもみ込む。Aを加えて混ぜ合わせ、室温に約20分おいてなじませる。
2. 1の豚肉と、へたをとったししとうをそれぞれ串に刺す。
3. フライパンにオリーブオイルを熱し、2を並べて中〜弱火で両面を焼き、火を通す。器に盛り、ミックスリーフとレモンを添える。

豚肉とりんごのソテー ブルーチーズソース

1人分 267 kcal　塩分0.3g

材料・2人分

豚ロースしょうが焼き用肉……140g
A［オリーブオイル……大さじ1/2
　 おろしにんにく……ミニスプーン1/2
りんご（紅玉）……1/2個（皮つきで120g）
B［白ワイン……大さじ1
　 レモン汁……小さじ1
C［ブルーチーズ……10g
　 白ワイン……大さじ3
バルサミコ酢……小さじ1
クレソン……適量

作り方

1 豚肉にAをからめる。

2 りんごは芯をとり、横2mm幅に切って耐熱皿に並べる。Bをまわしかけてラップをし、電子レンジで1分加熱する（または蒸気の上がった蒸し器で10分ほど蒸す）。

3 1をフッ素樹脂加工のフライパンに並べて中火にかけ、両面を焼く。2を加えてサッと焼き、合わせて器に盛る。

4 3のフライパンにCを入れて弱火にかけ、チーズが溶けたら3にかける。バルサミコ酢をふり、クレソンを添える。

減塩のポイント

豚肉には下味をつけず、バルサミコ酢の酸味とチーズの塩けでいただきます。

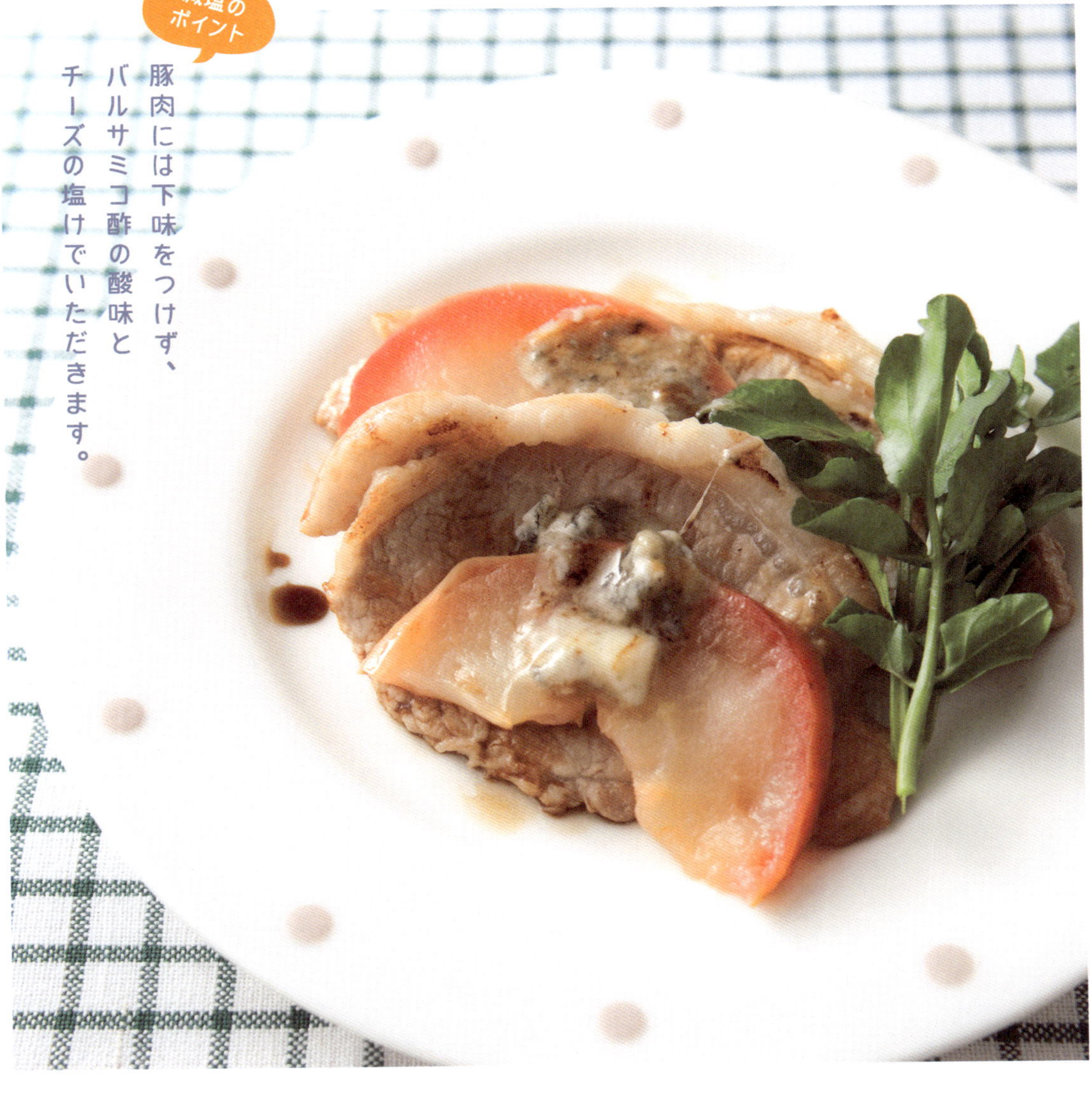

きのことかぶ、鶏肉の酒粕煮

1人分 136 kcal　塩分 0.7g

材料・2人分

えのきたけ……大1/2袋（70g）
しめじ……小1/2パック（50g）
まいたけ……1/3パック（30g）
かぶ（葉柄を2cm残す）……2個（140g）
かぶの葉……少量
鶏もも肉……100g
塩……ミニスプーン1
酒粕……大さじ1

作り方

1 えのきとしめじは石づきを切り落としてほぐし、ざるに並べて半日〜1日おき、軽く乾かして風味を出す。えのきは長さを2〜3等分に切る。
2 かぶは皮をむいて半分に切り、葉は刻む。鶏肉は食べやすい大きさに切り、塩をもみ込む。
3 鍋に1と水3カップを入れて火にかけ、煮立てないように弱火で約20分煮る。
4 鶏肉とほぐしたまいたけを加え、静かにひと煮する。かぶを加え、やわらかくなるまでさらに15分ほど煮る。
5 酒粕を溶き入れ、かぶの葉を加えてさらに2〜3分煮る。

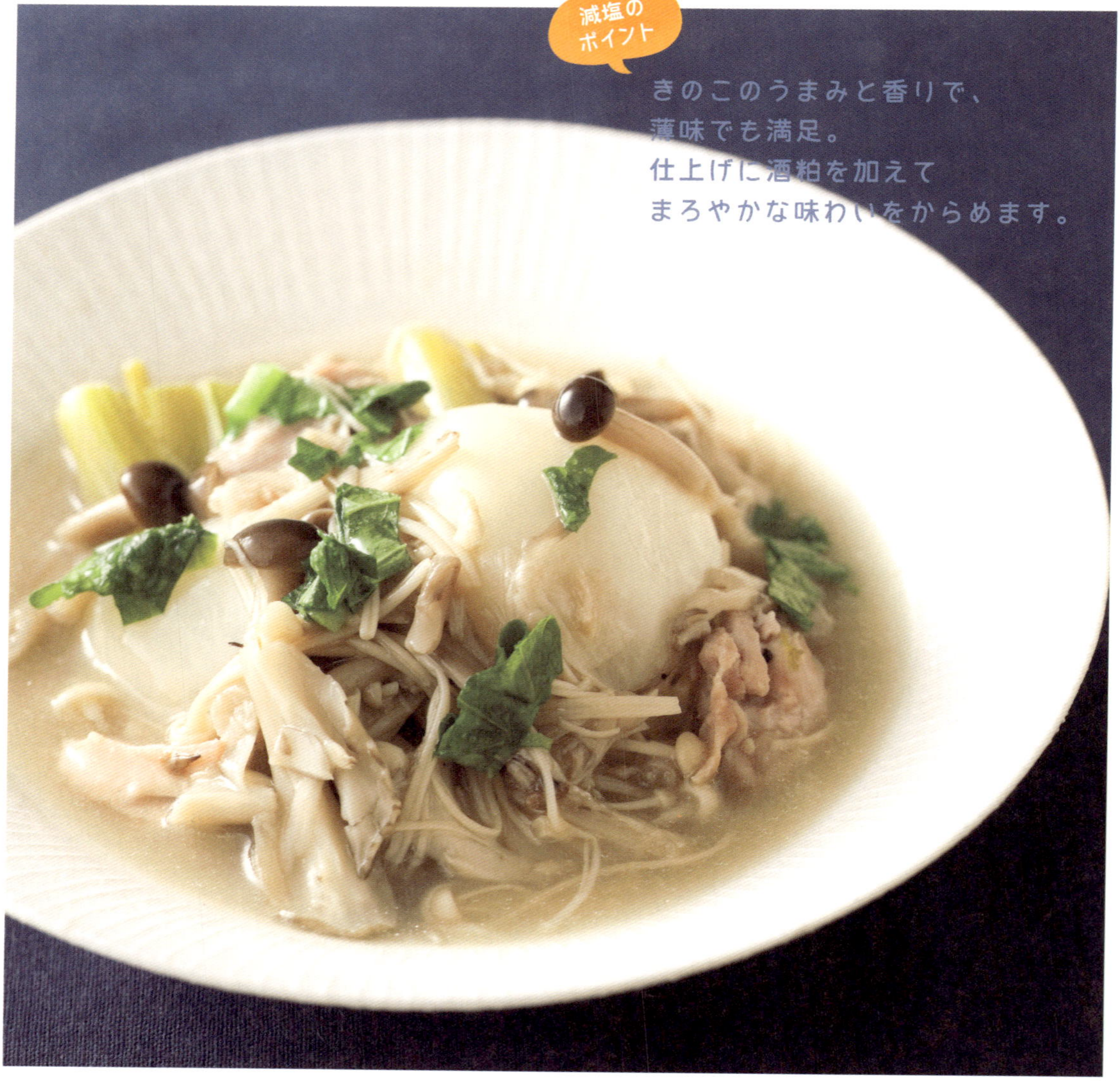

減塩のポイント
きのこのうまみと香りで、薄味でも満足。
仕上げに酒粕を加えて
まろやかな味わいをからめます。

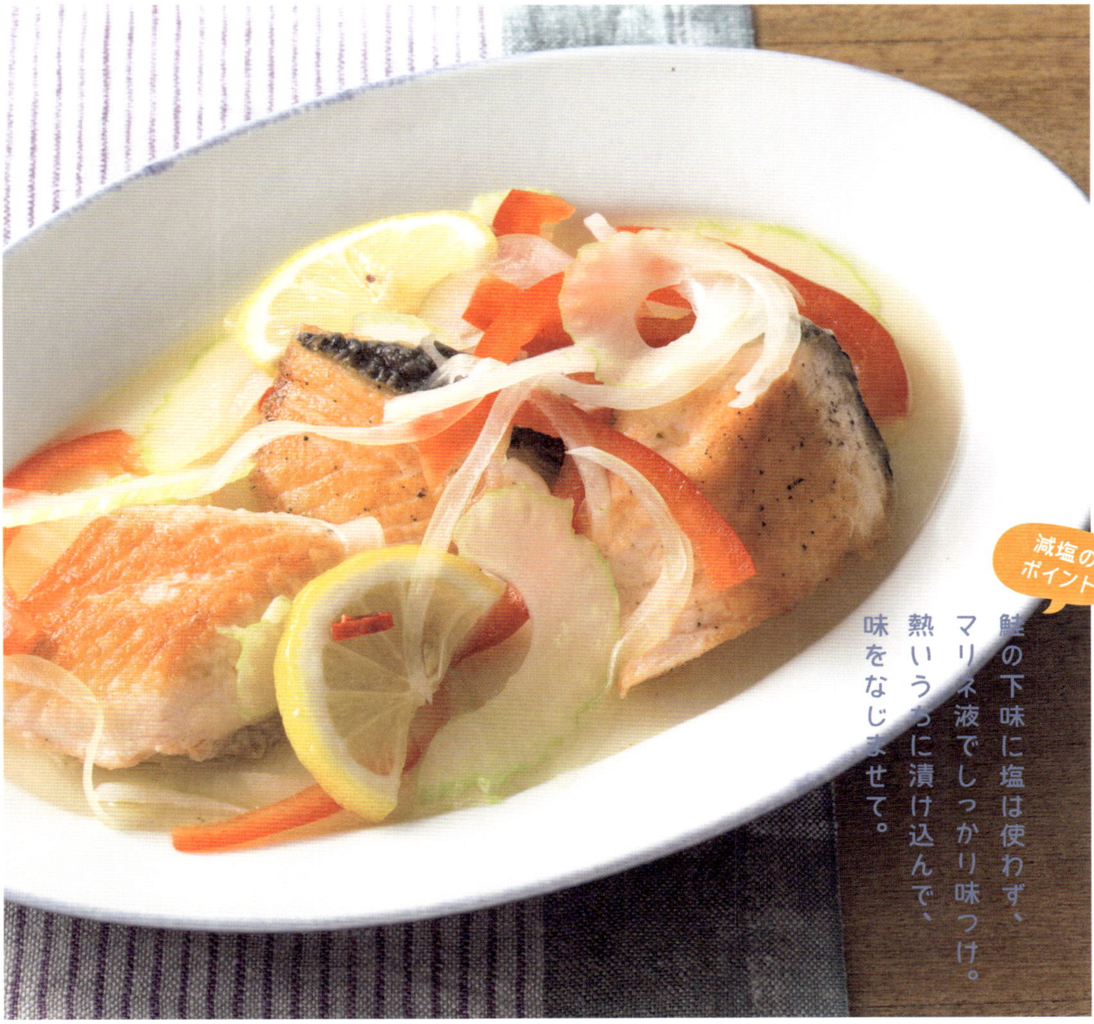

減塩のポイント

鮭の下味に塩は使わず、マリネ液でしっかり味つけ。熱いうちに漬け込んで、味をなじませて。

鮭のエスカベーシュ

1人分 179 kcal　塩分 0.9g

材料・2人分

生鮭（切り身）……2切れ
こしょう……少量
小麦粉……適量
玉ねぎ……小1/4個（30g）
パプリカ……1/4個（30g）
セロリ……40g
A ┌ 水……大さじ3
　│ 酢……大さじ1
　│ 塩……小さじ1/4
　│ こしょう……少量
　└ はちみつ……小さじ1
オリーブオイル……小さじ2
B ┌ 赤唐辛子（小口切り）……1/4本分
　└ レモン（半月切り）……4枚

作り方

1 鮭は3等分に切り、こしょうをふって全体に小麦粉を薄くまぶす。
2 玉ねぎとパプリカはせん切りにし、セロリは筋をとって薄切りにする。Aは混ぜ合わせる。
3 フライパンにオリーブオイルを熱し、1の両面を焼いて火を通す。熱いうちにAに漬け、2の野菜とBを加えてさっくりと混ぜ、そのまま約10分おく。

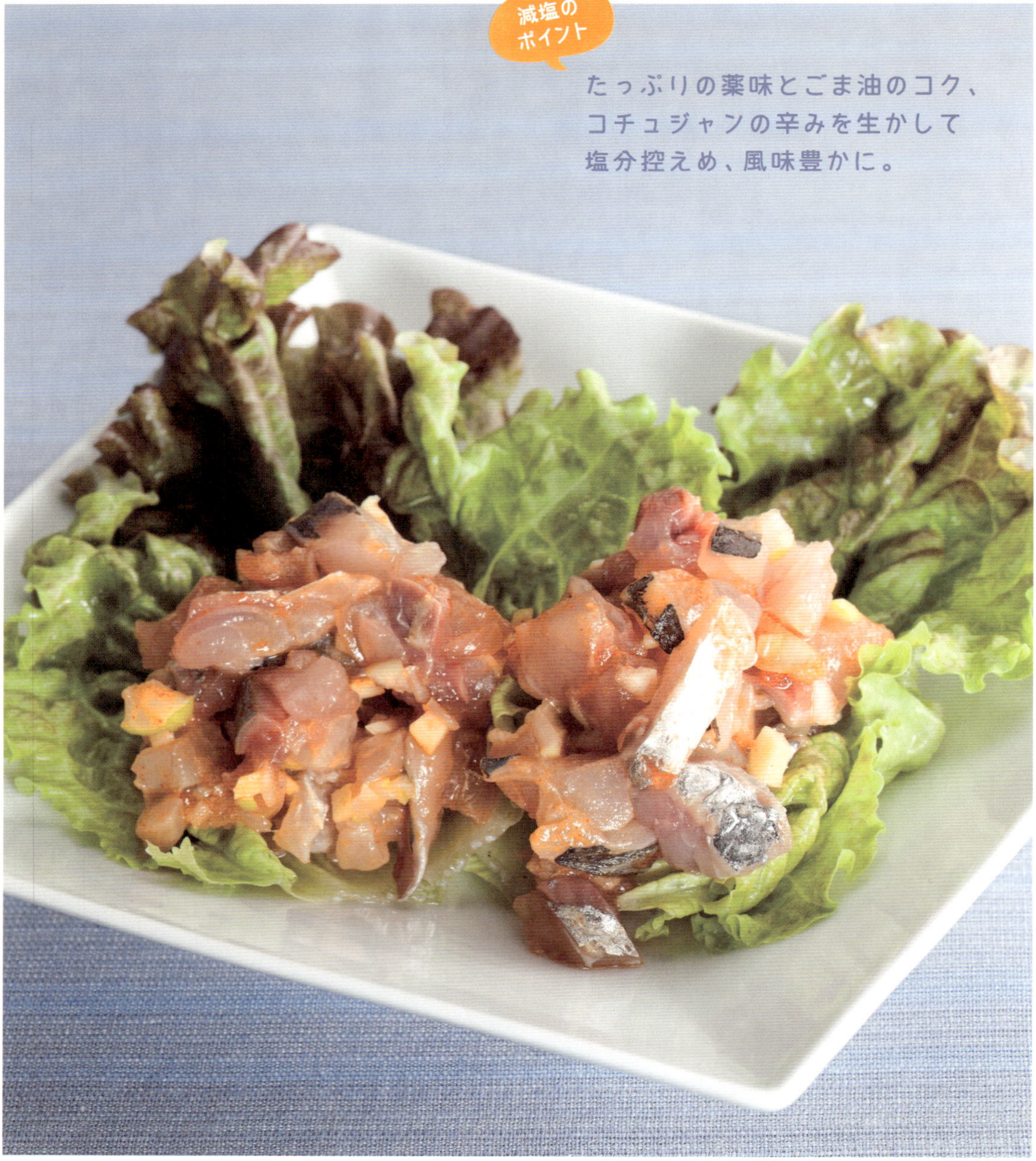

減塩のポイント

たっぷりの薬味とごま油のコク、
コチュジャンの辛みを生かして
塩分控えめ、風味豊かに。

あじのたたき 韓国風

1人分 133 kcal 塩分 0.9g

材料・2人分

あじのたたき（市販）……140g
A［長ねぎ・しょうが（ともにみじん切り）……各大さじ2
ごま油……小さじ1/2
コチュジャン……大さじ1］
サニーレタス……6枚
レモン汁……小さじ1

作り方

1 あじのたたきにAを加えて混ぜ合わせる。
2 サニーレタスは食べやすくちぎって器に敷き、1をのせてレモン汁をかける。

いわしとパプリカの香味ホイル焼き

1人分 153 kcal 塩分0.7g

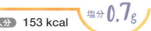

材料・2人分

いわし……2尾(110g)
パプリカ(赤・黄)……各1/2個(合わせて100g)
えのきたけ……大1/3袋(50g)
A ┌ パセリ(みじん切り)……1枝分
　│ にんにく(みじん切り)……1片分
　│ オリーブオイル……小さじ1/2
　└ 塩……少量

作り方

1 いわしは頭を切り落とし、うろことワタを除いてサッと洗い、水けをふく。
2 えのきは石づきを切り落とし、パプリカは細切りにする。
3 アルミホイルにオリーブオイル少量(分量外)を薄く塗り、いわしをのせて2を添える。合わせたAをいわしにかけ、アルミホイルを舟形に整えてオーブントースターで14〜15分焼く。

減塩のポイント

にんにくは細かく刻むと風味が強まるので減塩メニューの味つけに大活躍!

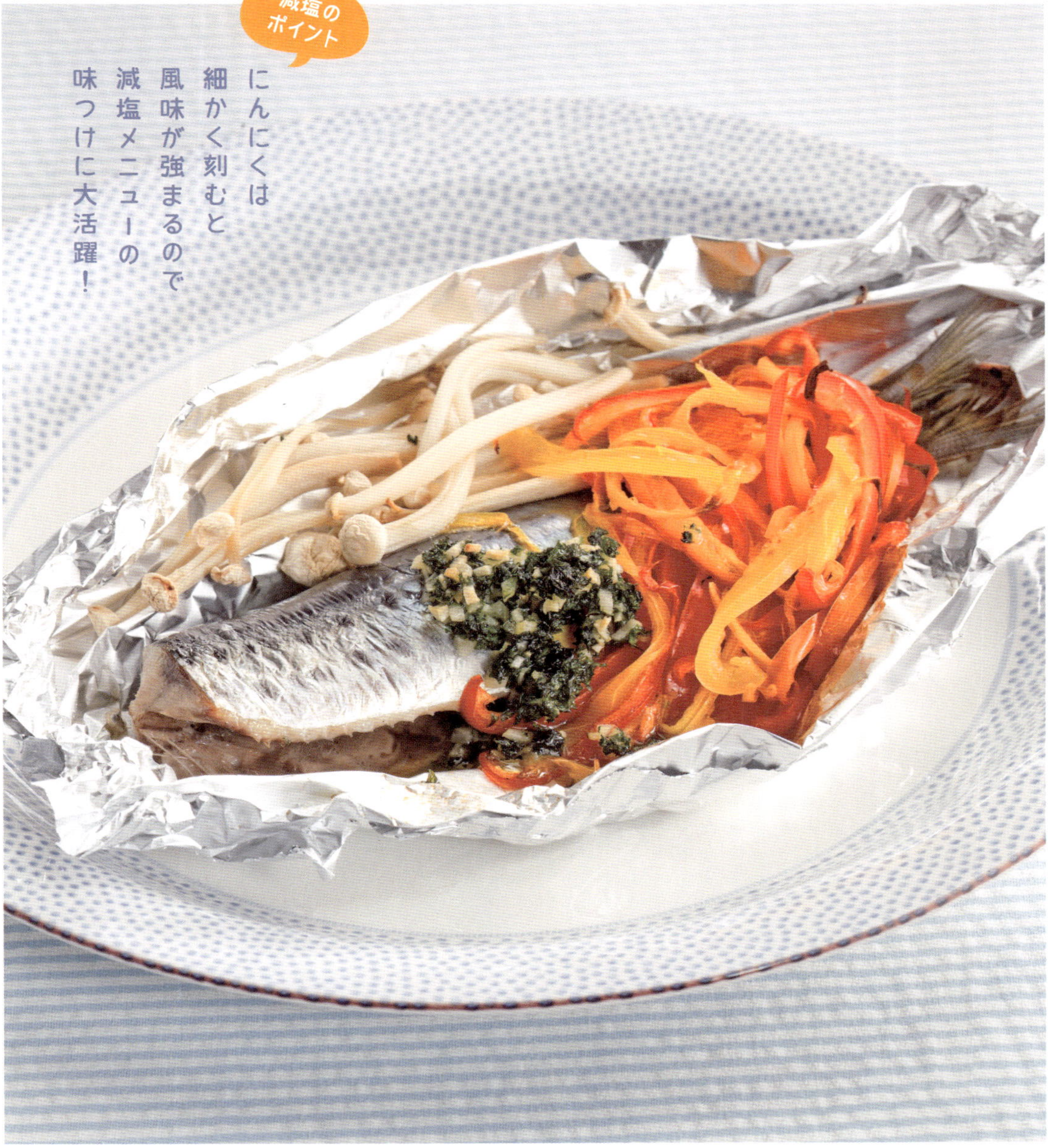

ぶりのペッパーソテー

1人分 297 kcal　塩分 1.0g

材料・2人分

ぶり（切り身）……2切れ（200g）
粒黒こしょう……適量
かぶ（葉つき）……2個（140g）
A［黒酢……大さじ1
　 しょうゆ……小さじ1
サラダ油……小さじ1
塩……少量

作り方

1 黒こしょうはキッチンペーパーに包み、びんなどでたたいて粗くつぶす。
2 ぶりは水けをふき、両面に1をまぶす。かぶは葉柄を1cm残して皮をむき、くし形切りにする。葉は3cm長さに切る。
3 フライパンにサラダ油を熱し、ぶりを中火で焼く。焼き色がついたら裏返し、3〜4分焼いて中まで火を通す。Aを加えてからめ、器に盛る。
4 3のフライパンでかぶを炒める。水1/2カップを加え、ふたをして約1分蒸し煮にし、塩をふる。3に添える。

減塩のポイント

ぶりは黒こしょうだけで下味をつけ、仕上げに黒酢で味を引き締めます。

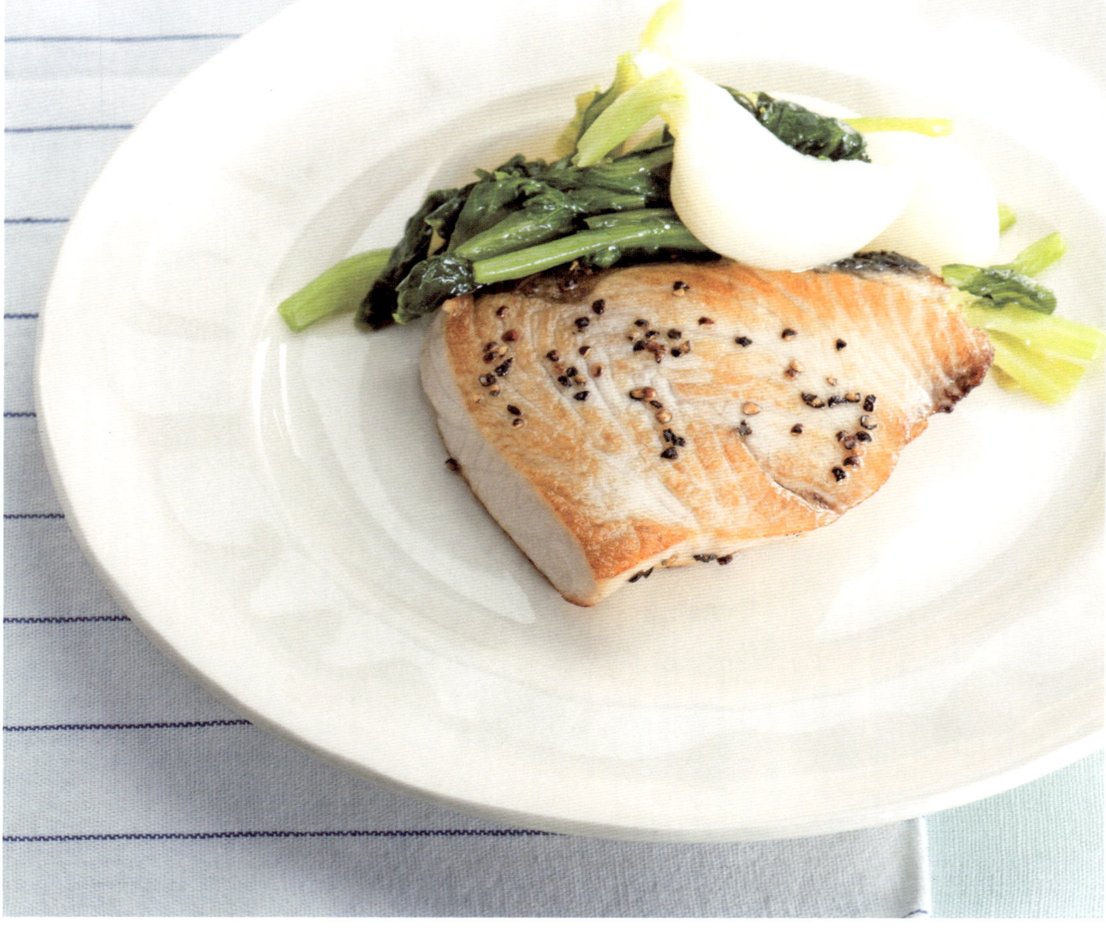

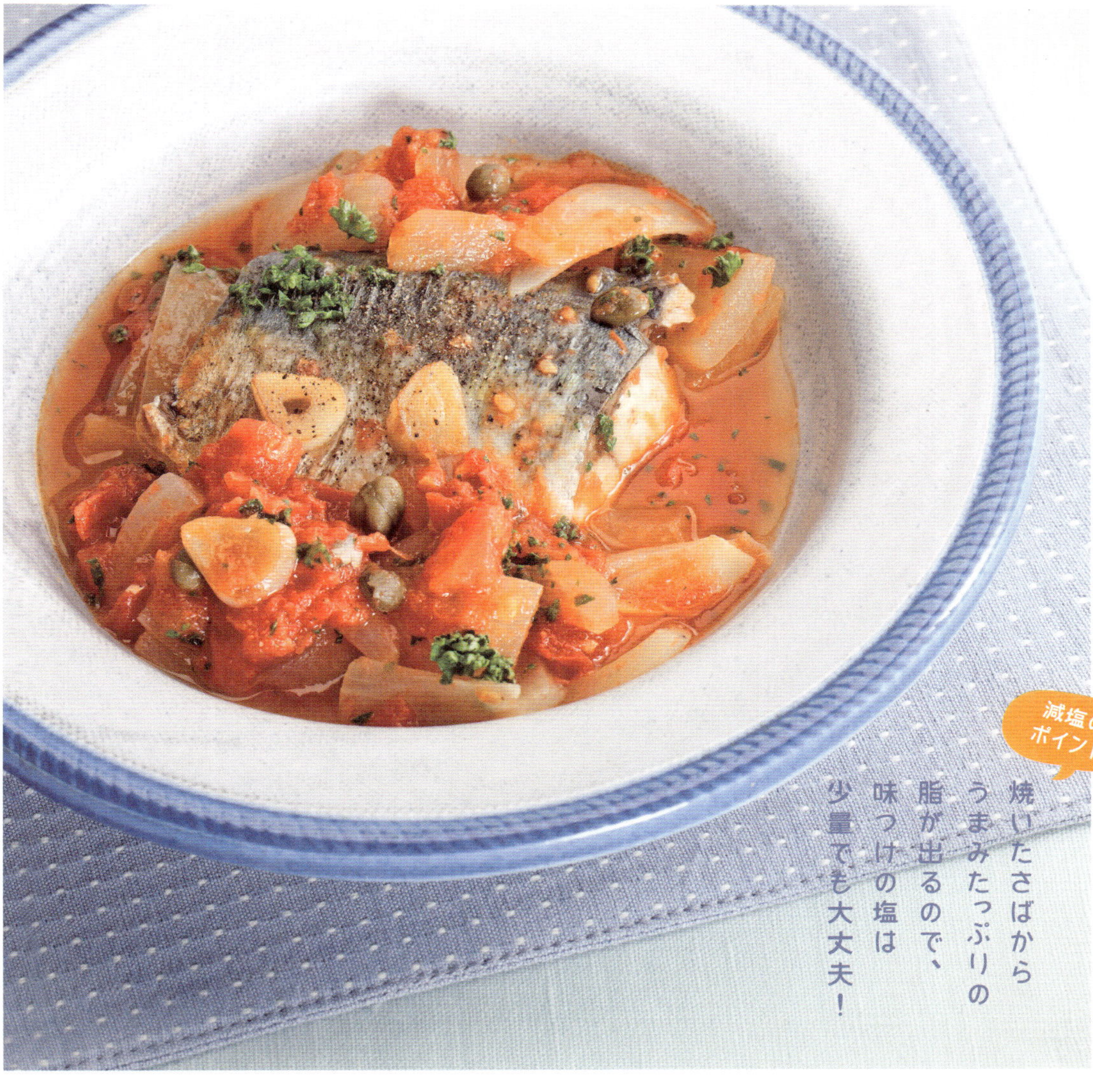
減塩のポイント
焼いたさばから
うまみたっぷりの
脂が出るので、
味つけの塩は
少量でも大丈夫！

さばのトマト煮

1人分 242 kcal　塩分0.8g

材料・2人分

さば……2切れ（160g）
こしょう……適量
トマト……2個（300g）
玉ねぎ……1個（200g）
オリーブオイル……小さじ1/2
にんにく（薄切り）……1片分
白ワイン……大さじ2
A［ケーパー……小さじ2
　 塩……少量
パセリ（みじん切り）……適量

作り方

1 さばは水けをふき、こしょうをふる。トマトはへたと種をとり、2㎝角に切る。玉ねぎはひと口大に切る。
2 フライパンにオリーブオイルを熱し、にんにくを炒める。香りが立ったらさばを加え、焼き色がついたら白ワインをふる。
3 さばを端に寄せ、あいたところで玉ねぎを炒める。トマトを加え、さばをくずさないように全体をざっと混ぜ、さばに火が通るまで弱火で約10分煮る。
4 Aを加えて混ぜ、器に盛り、パセリを散らす。

{塩分0.5g以下}

野菜のサブおかず

野菜の切り方や調理法を工夫したり、
スパイスなどを活用した、
低塩分でも満足できる野菜のおかずです。

にんじんの洋風白あえ

1人分 107 kcal　塩分0.5g

材料・2人分

にんじん……小1本(150g)
木綿豆腐……1/4丁(75g)
白いりごま……大さじ1
白みそ……小さじ1と1/2
カッテージチーズ(裏ごしタイプ)
……大さじ3(約30g)

作り方

1 にんじんは3cm長さのせん切りにして鍋に入れ、ひたひたの水を注いでふたをし、やわらかくなるまで2〜3分ゆでる。
2 豆腐はキッチンペーパーに包んで皿などで重しをし、しばらくおいて水きりをする。
3 ごまはからいりし、すり鉢でよくする。豆腐とみそを加えてすり混ぜ、チーズを加えてさらにすり混ぜる。
4 1の水けを絞り、3に加えてあえる。

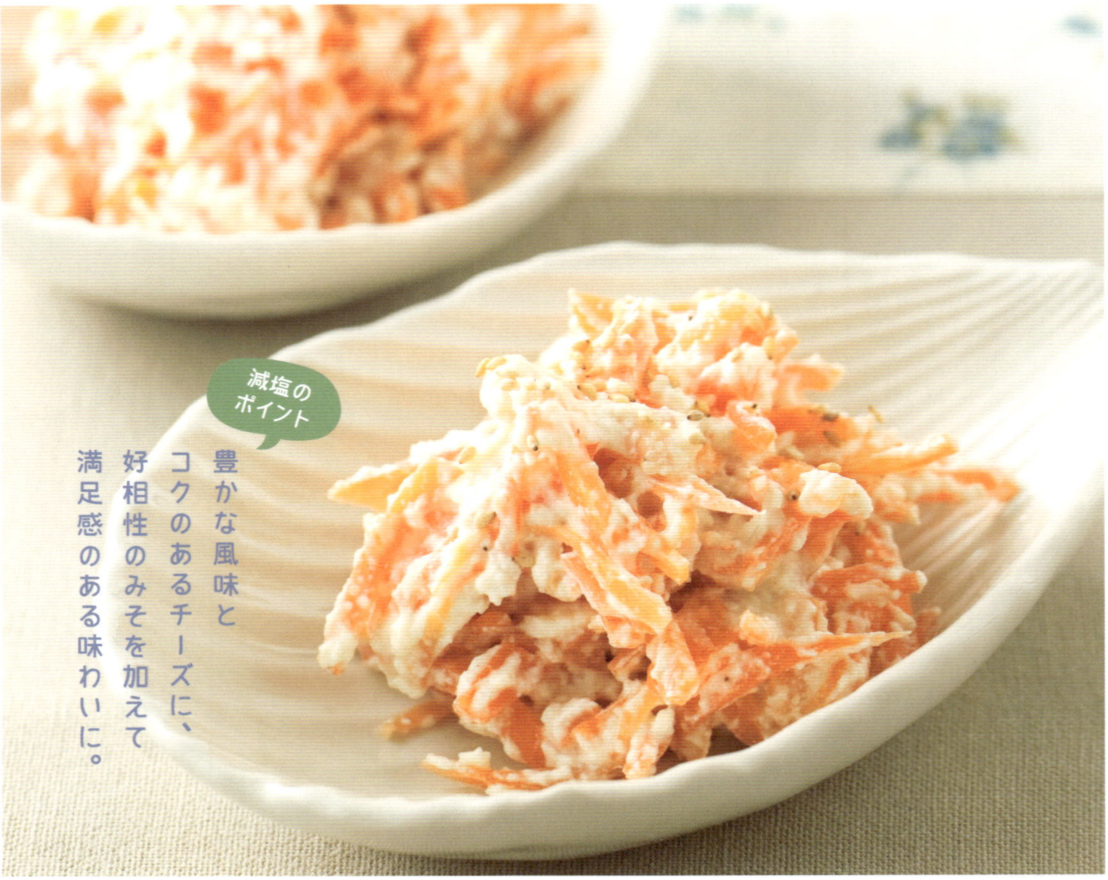

減塩のポイント
豊かな風味とコクのあるチーズに、好相性のみそを加えて満足感のある味わいに。

減塩のポイント

塩けのかわりに、スパイスの辛みとヨーグルト&レモンの酸味をきかせます。

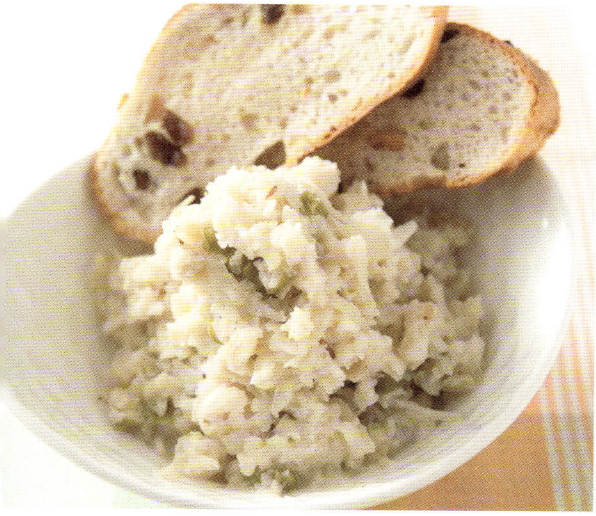

カリフラワーのインド風サラダ

1/4量 148 kcal 塩分0.2g

材料・作りやすい分量

カリフラワー……1個(300g)
A ターメリック(粉末)……ミニスプーン1/2
　一味唐辛子……少量
ししとう……5本(10g)
オリーブオイル……大さじ2
B クミンシード……ミニスプーン1
　玉ねぎ(みじん切り)……小1/2個分(60g)
　しょうが(みじん切り)……1かけ分
C プレーンヨーグルト……大さじ4
　レモン汁……小さじ2
　おろしにんにく……ミニスプーン1/2
ナッツとドライフルーツのパン……2切れ(80g)

作り方

1 カリフラワーはすりおろし、Aを加えて混ぜる。ししとうは細かく刻む。
2 鍋にオリーブオイルを熱し、Bを炒める。香りが立ったら1を加えて炒め合わせ、水1/2カップを加えてふたをし、約20分蒸す。
3 2に合わせたCを加えて混ぜ、パンとともに器に盛る。

半熟卵のトルコ風

1人分 264 kcal 塩分0.4g

材料・2人分

卵……2個
じゃがいも(男爵)……100g
オリーブオイル……大さじ1
A プレーンヨーグルト……大さじ4
　レモン汁……小さじ1
　おろしにんにく……ミニスプーン1/2
B バター(食塩不使用)……20g
　パプリカ(粉末)……ミニスプーン1/3
　一味唐辛子……少量
ミントの葉(あれば)……2枚

作り方

1 鍋に湯を沸かし、卵を入れて7分ゆで、冷水にとって殻をむく。
2 じゃがいもは皮をむき、スライサーなどでせん切りにする。
3 フライパンにオリーブオイルを熱し、2を2等分して丸く平らに入れ、両面をじっくりと焼く。器に盛って1をのせ、合わせたAをかける。
4 3のフライパンにBを入れ、少し焦がす。3にかけ、ミントを飾る。

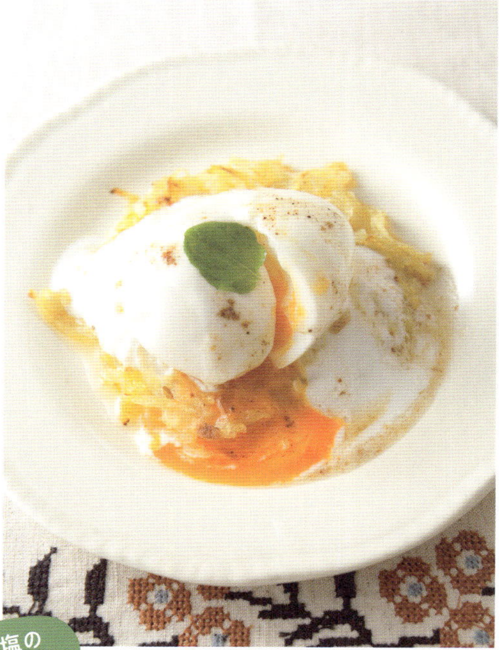

減塩のポイント

にんにく&ヨーグルトのソースと辛みスパイスで、味にアクセントを。

塩辛の冬野菜ラタトゥイユ

1人分 119 kcal　塩分 0.2g

材料・2人分×2回 ＊写真は2人分

大根……200g
にんじん……大1/6本(40g)
かぼちゃ(ところどころ皮をむく)……100g
さつまいも……皮つきで100g
長ねぎ(青い部分も使う)……1/2本(50g)
しょうが(薄切り)……3枚
A［ラー油・ごま油……各大さじ1/2〜1
トマトの水煮(缶詰)……300g
いかの塩辛……小さじ2
こしょう……少量

作り方

1 大根とにんじんは皮つきのまま乱切りにする。かぼちゃはひと口大に切り、さつまいもは5㎜厚さに切る。
2 長ねぎは食べやすいように細かい切り目を入れ、斜め切りにする。
3 鍋にAを熱して長ねぎとしょうがを炒め、1を加えて炒め合わせる。
4 トマトはくずして缶汁ごと加え、塩辛をところどころに加えてふたをし、弱火で約40分煮る。
5 好みでこしょうをふる。

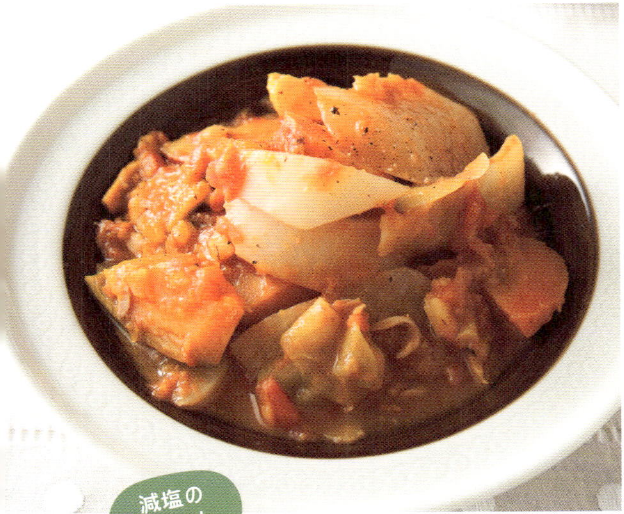

減塩のポイント
ラー油とごま油で風味をアップ。さらに塩辛の独特なうまみで味わいが深まります。

減塩のポイント
野菜はグリルで香ばしく焼き、ソースは塩辛を加えてコクを出します。

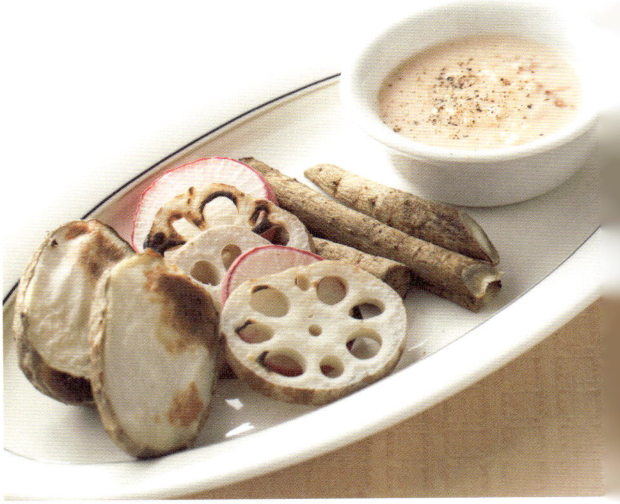

焼き野菜のバーニャカウダ風

1人分 136 kcal　塩分 0.5g

材料・2人分

にんにく……4片
牛乳……大さじ4(60㎖)
いかの塩辛(刻む)……小さじ2
こしょう…少量
里いも……大1個(70g)
ごぼう……1/2本(80g)
赤大根(または大根)……100g
れんこん……120g

作り方

1 にんにくはつぶして小鍋に入れ、牛乳を加えてやわらかくなるまで弱火で煮る(汁けが少なくなったら牛乳を足す)。スプーンなどでつぶす。
2 塩辛を加えて混ぜ、サッと火を通す。小さめの器に盛り、こしょうをふる。
3 里いもとごぼうは皮をたわしで洗い、沸騰した湯で約5分ゆで、湯をきる。
4 3を食べやすく切り、大根とれんこんは皮つきのまま厚めの輪切りにし、すべてをグリルで香ばしく焼く。器に盛り、2を添える。

かぼちゃサラダ

1/4量 179 kcal 塩分0.3g

材料・作りやすい分量 ＊写真は1/2量

かぼちゃ（ところどころ皮をむく）……500g
玉ねぎ……1/2個（80g）
酢……大さじ2
マスタード……大さじ3
シナモン（粉末）……ミニスプーン1/2
ナツメグ（粉末）……ミニスプーン1/3
きんかん（甘露煮または生）……3個
松の実……大さじ3

作り方

1 かぼちゃは適当な大きさに切り、ラップに包んで電子レンジで約7分加熱する（または蒸気の上がった蒸し器で約30分蒸す）。
2 玉ねぎはみじん切りにし、酢を加え混ぜる。
3 松の実はからいりする。きんかんは薄い輪切りにして種を除く。
4 1が熱いうちにシナモンとナツメグをふり、玉ねぎとマスタードを加えてまんべんなく混ぜ合わせ、きんかんを加えて混ぜ、松の実を散らす。

減塩のポイント

マヨネーズと塩のかわりに、マスタードの辛みと酸味で味を引き締めます。

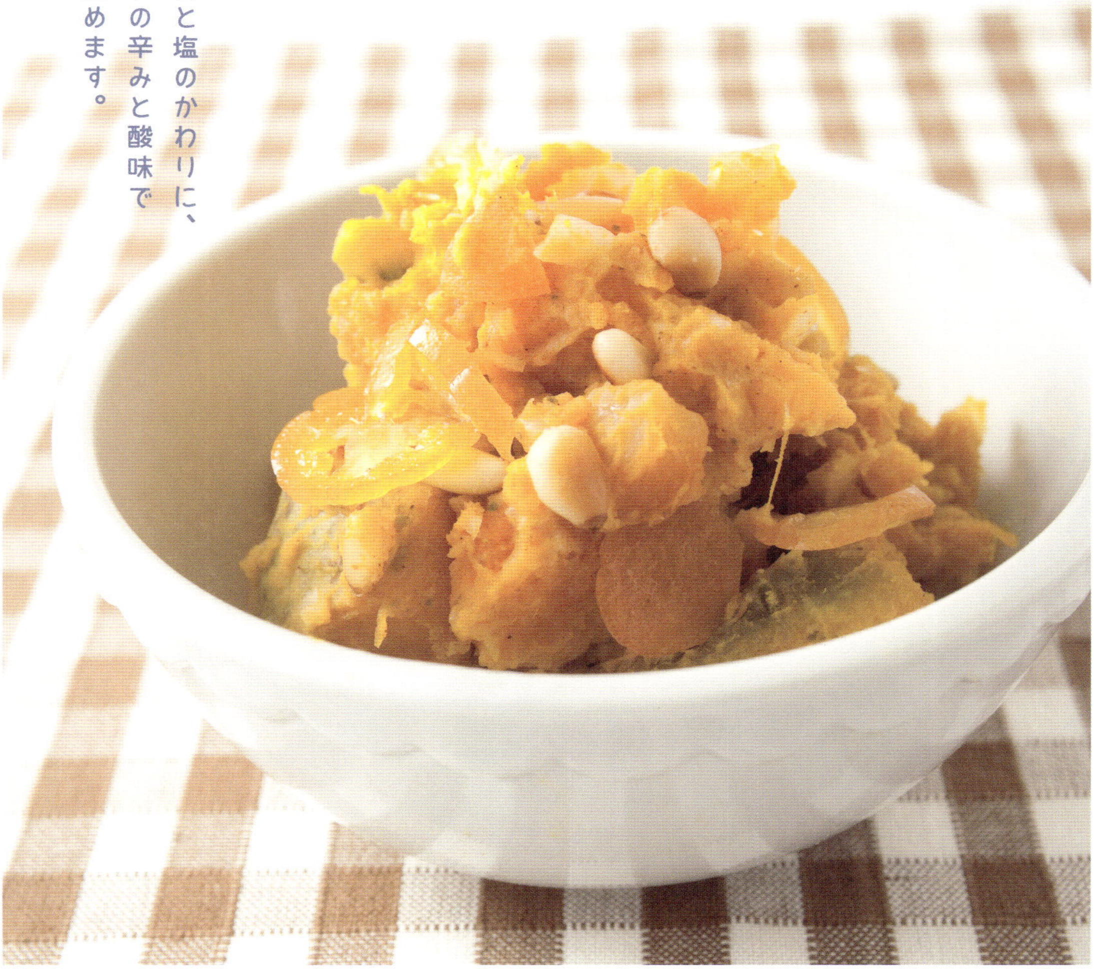

カリフラワーと玉ねぎのみそマヨあえ

1人分 46 kcal

塩分 0.3g

材料・2人分

カリフラワー……1/3個（100g）
玉ねぎ……1/4個（50g）
A マヨネーズ……大さじ1/2
　みそ……小さじ1/2
　一味唐辛子……適量

作り方

1 カリフラワーは食べやすい大きさに切り、水にさらして水けをきる。玉ねぎは1cm厚さのくし形切りにする。
2 耐熱ボウルに玉ねぎ、カリフラワーの順に重ね入れ、ふんわりとラップをして電子レンジで2分30秒加熱する。
3 あら熱がとれたら水けをしっかりふき、合わせたAを加えてあえる。

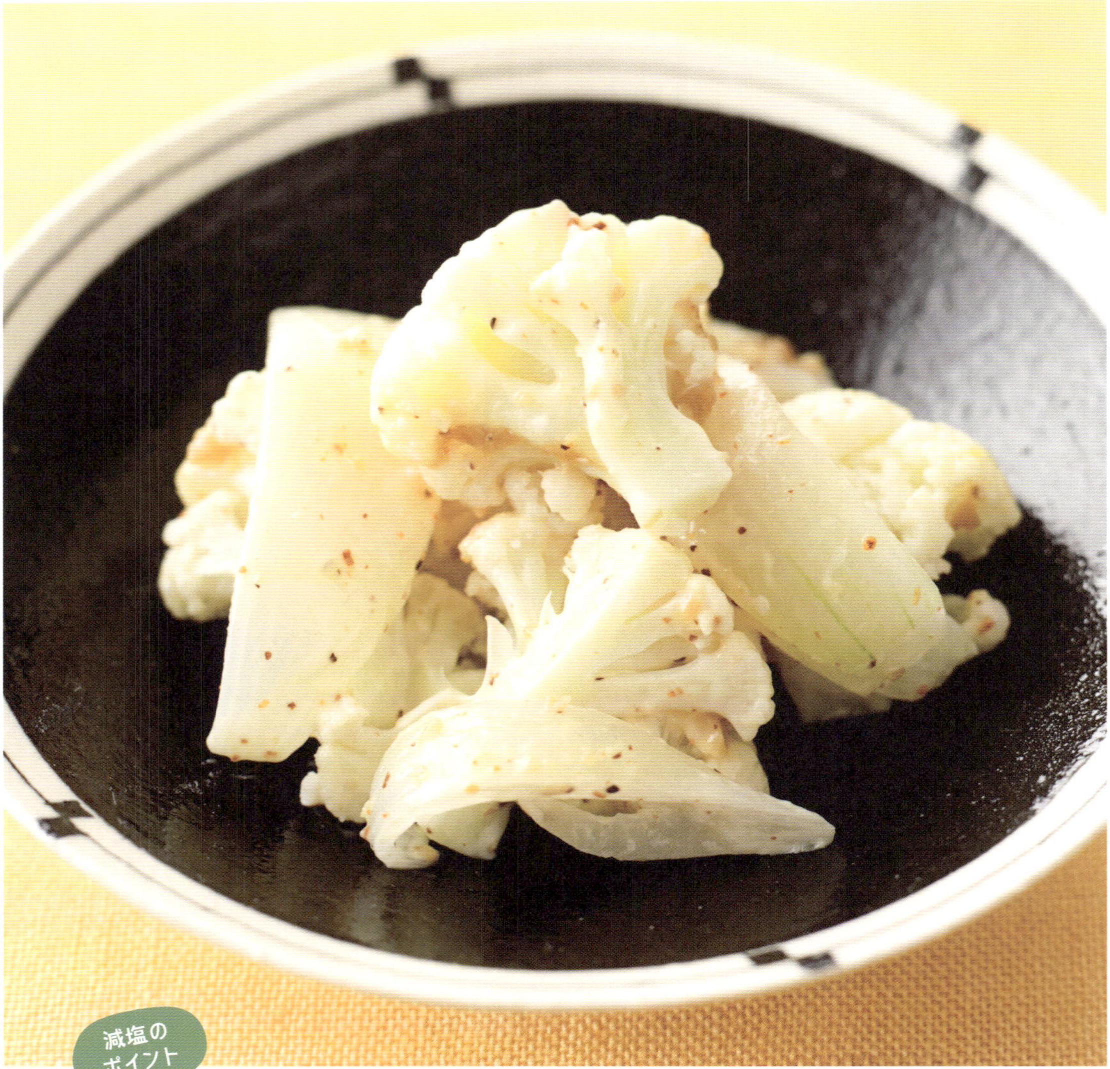

減塩のポイント

少ない調味料でも味がよくからむよう
レンジ加熱をしたら、野菜の水けはしっかりふいて。

ごぼうとにんじんのきんぴら

1人分 57 kcal 塩分0.5g

材料・2人分×2回

ごぼう……小1本（150g）
にんじん……小1/3本（50g）
ごま油……小さじ2
A［水……大さじ1
　砂糖……小さじ1
　みりん・酒・しょうゆ……各小さじ2
七味唐辛子……少量

作り方

1 ごぼうは斜め薄切りにしてからせん切りにし、水にサッとさらして水けをきる。にんじんも同様に切る。
2 フライパンにごま油を熱し、中火でごぼうを炒める。油がまわったらふたをして弱めの中火にし、ときどき混ぜながら火を通す。
3 にんじんを加えて炒め合わせ、色が鮮やかになったら合わせたAをまわし入れ、汁けが飛ぶまで中火で炒める。器に盛り、七味唐辛子をふる。

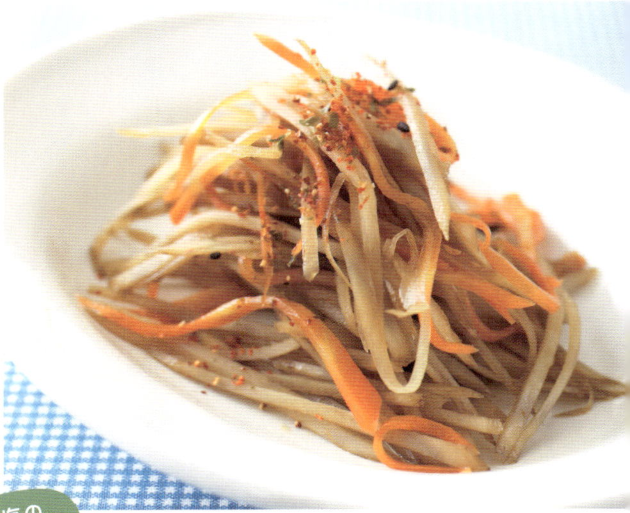

減塩のポイント
野菜は繊維を断ち切るよう斜めのせん切りに。食感が残りつつ調味料がよくなじみ、塩分控えめでも味を感じやすくなります。

減塩のポイント
じゃがいもは太めのせん切りでシャキシャキ感を残すと、低塩でもたくさん食べられます。

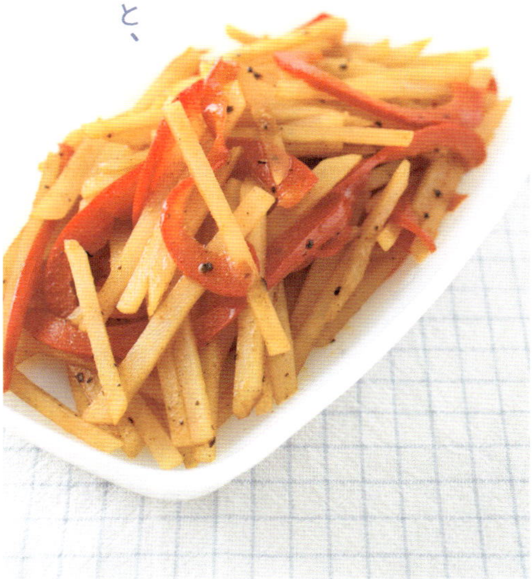

じゃがいもとパプリカのスパイシーきんぴら

1人分 77 kcal 塩分0.3g

材料・2人分 ＊写真は2人分

じゃがいも……1個（100g）
パプリカ（赤）……1/3個（40g）
サラダ油……大さじ1/2
A［オイスターソース・酒……各小さじ1
　カレー粉……小さじ1/4
　粗びき黒こしょう……少量

作り方

1 じゃがいもは太めのせん切りにして水にさらし、水けをふく。パプリカは斜め薄切りにする。
2 フライパンにサラダ油を熱し、1を順に炒める。じゃがいもがやや透き通ってきたら、Aを加えて手早く炒める。

レタスのえのき酢がけ

1人分 17 kcal　塩分0.4g

材料・2人分

レタス……4枚（90g）
えのきたけ……小1/2袋（40g）
A［水……1/4カップ
　 塩……小さじ1/4
B［酢……大さじ1
　 砂糖……小さじ1
　 塩……ミニスプーン1/2

作り方

1 レタスはひと口大にちぎる。えのきは石づきを切り落として長さを半分に切り、ほぐす。
2 ボウルにAを合わせ、レタスを加えてもむ。しんなりしたら水けを絞り、器に盛る。
3 耐熱容器にえのきとBを入れて混ぜ、ふんわりとラップをして電子レンジで50秒加熱する。冷めたら2にかける。

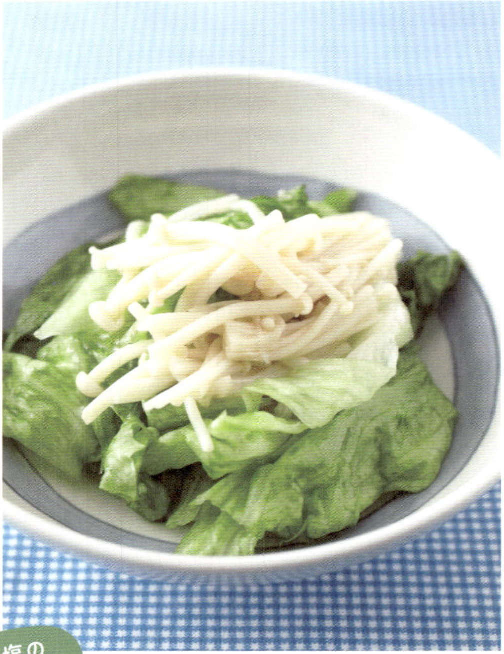

減塩のポイント

調味料を「混ぜる」のではなく
「かける」酢の物にすると、
少量でも味をしっかり感じられます。

減塩のポイント

きゅうりやレタスは
水を加えた塩でもむと、
塩味があまりつかずにしんなりします。
しょうがのさわやかな辛みもポイント。

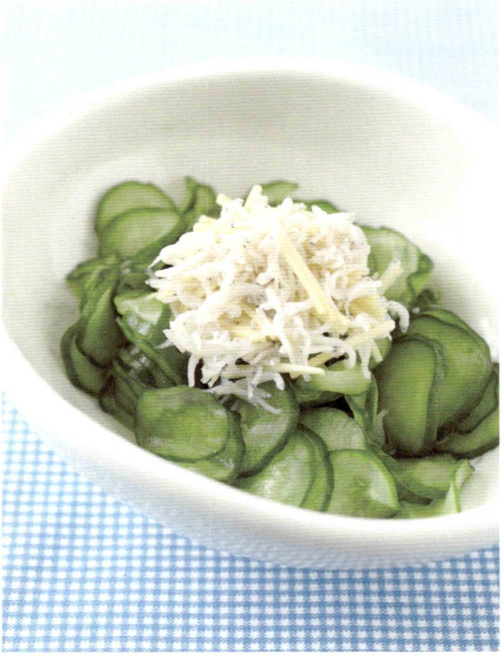

きゅうりの しらすしょうが酢がけ

1人分 15 kcal　塩分0.4g

材料・2人分

きゅうり……1本（100g）
A［水……小さじ2
　 塩……ミニスプーン1
B［しらす干し……5g
　 酢・水……各大さじ1/2
　 砂糖……小さじ1/2
　 しょうゆ……ミニスプーン1
　 しょうが（せん切り）……5g

作り方

1 きゅうりは小口切りにし、Aを加えて混ぜる。しんなりしたら水けを絞り、器に盛る。
2 Bは混ぜ合わせ、食べるときに1にかける。

ブロッコリーとプチトマトのごまあえ

1人量 51 kcal　塩分0.4g

材料・2人分 ＊写真は2人分

ブロッコリー……1/4個(60g)
プチトマト……6個
塩……小さじ1/2
A［黒すりごま……大さじ1
　砂糖・しょうゆ……各小さじ2/3

作り方

1 ブロッコリーは食べやすく切り、水に3分さらして水けをきる。
2 鍋に水1と1/2カップを沸かし、塩を加えて1を1分半ゆでてざるに上げる。あら熱がとれたら水けをふく。トマトはへたをとり、縦半分に切る。
3 ボウルにAを入れて混ぜ、2を加えてあえる。

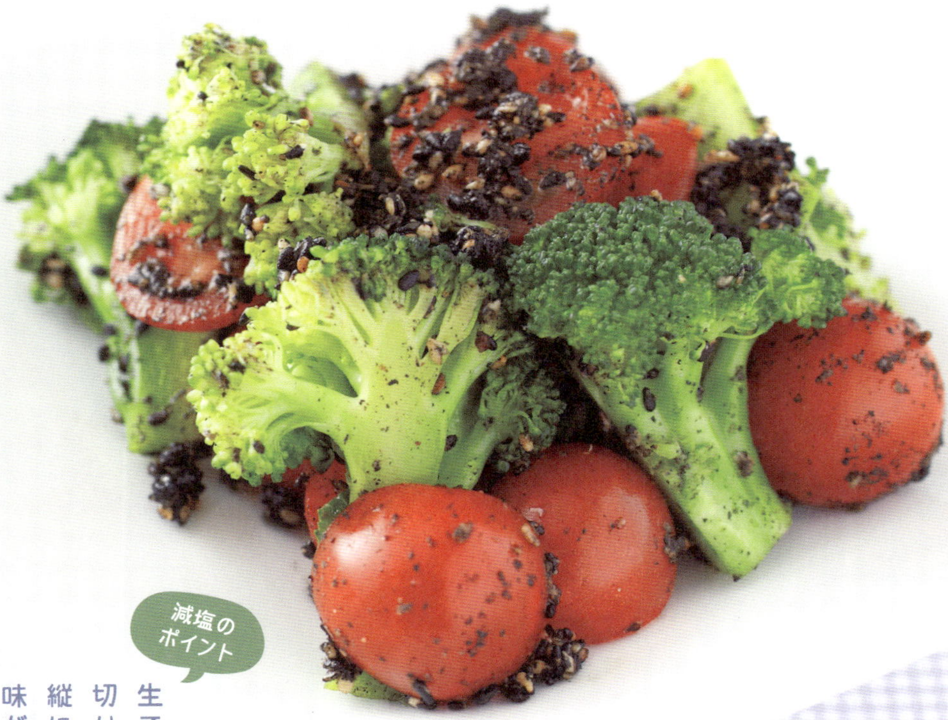

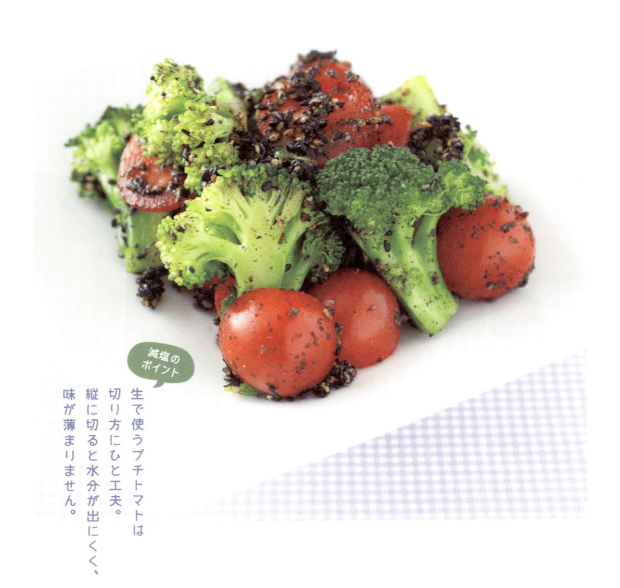

減塩のポイント

生で使うプチトマトは切り方にひと工夫。縦に切ると水分が出にくく、味が薄まりません。

にんじんのピーラーサラダ

1人分 62 kcal　塩分0.3g

材料・2人分

にんじん……小2/3本（100g）
炒りピーナッツ……8粒（8g）
サラダ油……小さじ1
A　酢……小さじ1と1/2
　　塩……ミニスプーン1/2
　　こしょう……少量

作り方

1 にんじんはピーラーで縦に薄くそぐ。ピーナッツは粗く刻む。
2 にんじんとサラダ油を合わせてよく混ぜ、Aを加えて混ぜ合わせる。ピーナッツを加えてサッと混ぜる。

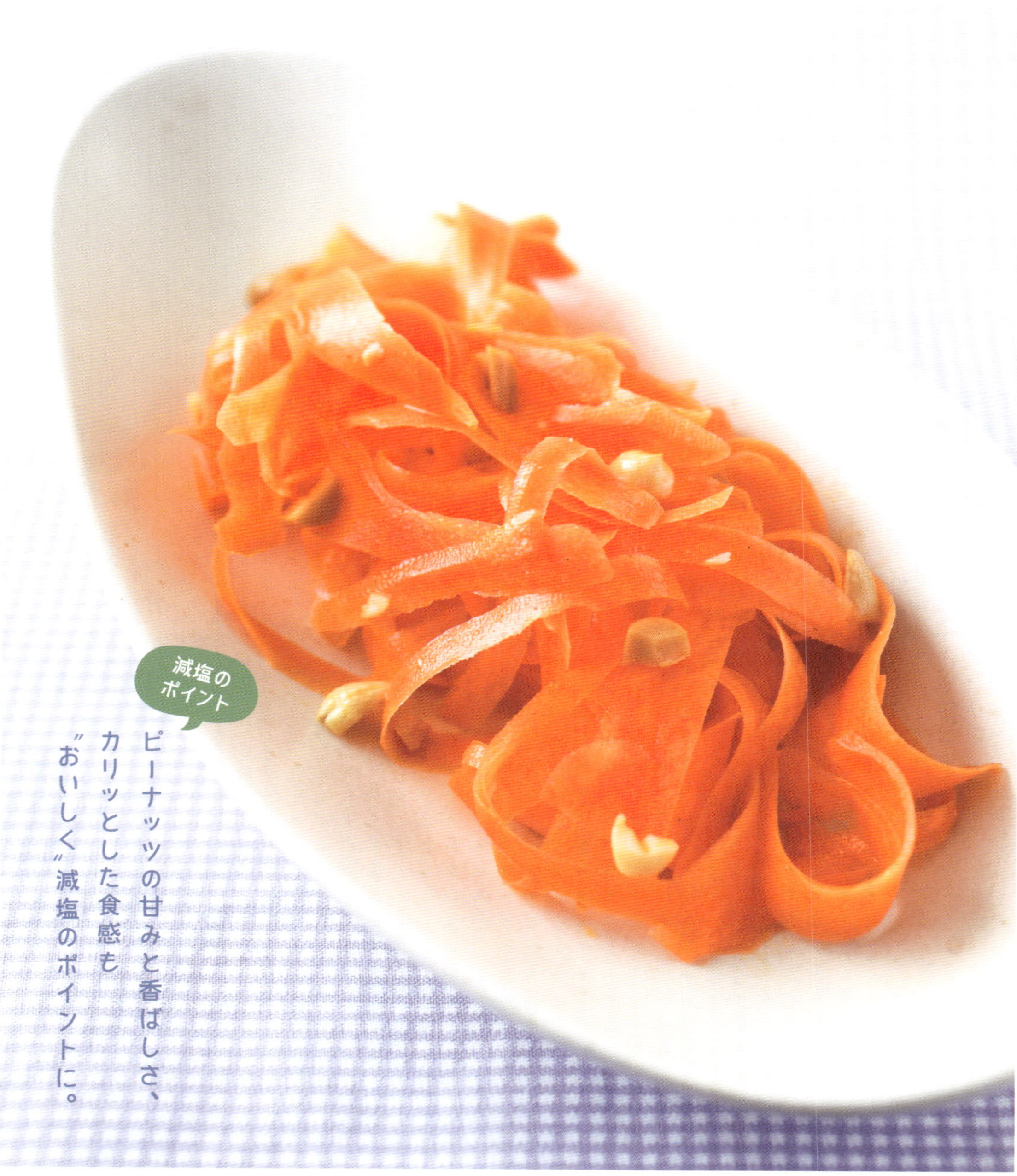

減塩のポイント

ピーナッツの甘みと香ばしさ、カリッとした食感も"おいしく"減塩のポイントに。

減塩のポイント

野菜は繊維に沿って切ると
水分が出にくく、味が薄まりません。
白菜のシャキシャキ感もポイント！

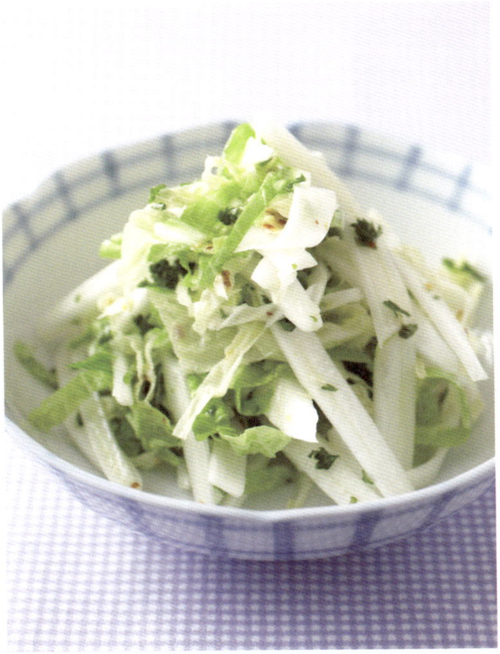

白菜のコールスロー風

1人分 31 kcal　塩分0.4g

材料・2人分

白菜……2枚（150g）
パセリ（みじん切り）……大さじ1
サラダ油……大さじ1/2
A［酢……大さじ1/2
　粒マスタード……小さじ1/2
　塩・砂糖……各ミニスプーン1

作り方

1 白菜は5cm長さに切り、繊維に沿って軸は薄切り、葉は5mm幅に切る。
2 1とパセリを合わせ、サラダ油を加えてよく混ぜる。合わせたAを加えて混ぜ合わせ、汁けをきる。

大根と水菜のサラダ

1人分 41 kcal　塩分0.4g

材料・2人分

大根……60g
水菜……1株（40g）
オリーブオイル・ポン酢しょうゆ……各大さじ1/2
粗びき黒こしょう……少量

作り方

1 大根は繊維に沿ってせん切りにし、水菜は5cm長さに切る。合わせて冷水にサッと通してざるに上げ、水けをふく。
2 1をボウルに入れ、オリーブオイルを加えてよく混ぜ、ポン酢しょうゆとこしょうを加えて混ぜ合わせる。

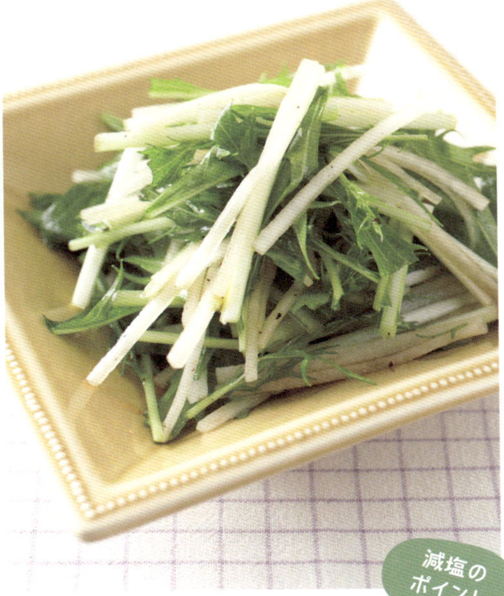

減塩のポイント

まず油をからめて
野菜の表面に膜を。
それから味つけすると
水っぽくならず
味をしっかり
感じやすくなります。

小松菜と豚肉の煮びたし

1人分 95 kcal　塩分0.4g

材料・2人分

小松菜……3株（120g）
豚ロースしゃぶしゃぶ用肉……6枚（60g）
ちりめんじゃこ……大さじ1（5g）
A［水……1/2カップ
　酒・みりん……各大さじ1/2
　しょうゆ……小さじ1
粉山椒……少量

作り方

1 小松菜は根元に深く十字に包丁を入れてから4cm長さに切り、洗って水けをきる。豚肉は半分に切る。
2 鍋にAとじゃこを入れ、中火にかける。煮立ったら豚肉を1枚ずつ加えてアクをとる。小松菜を茎から入れて葉も加え、ふたをして弱めの中火で約1分煮る。
3 器に盛り、粉山椒をふる。

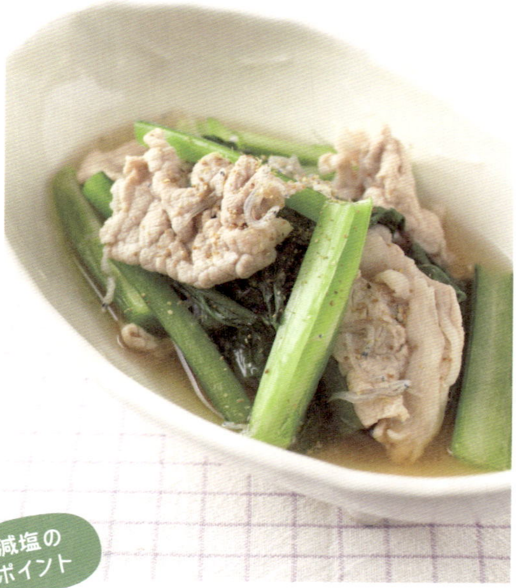

減塩のポイント
薄味でも、仕上げに粉山椒をふると風味がプラスされ、味がしっかり感じられます。

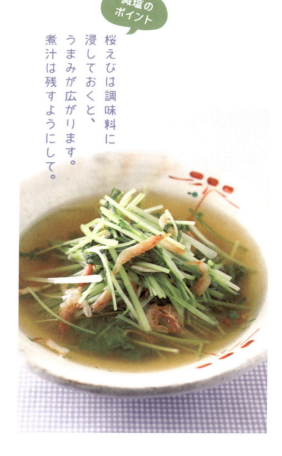

減塩のポイント
桜えびは調味料に浸しておくと、うまみが広がります。煮汁は残すようにして。

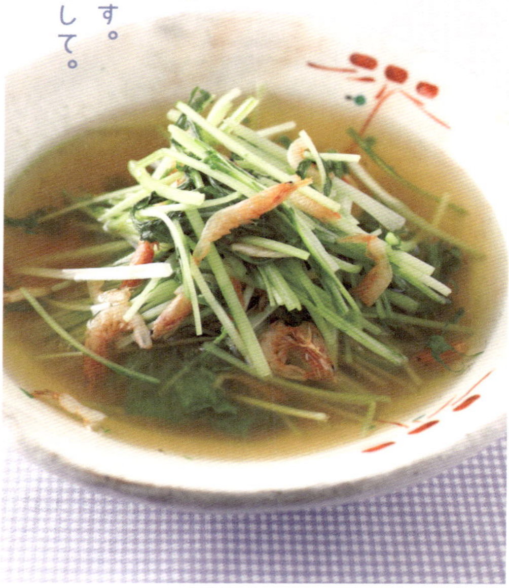

水菜と桜えびの煮びたし

1人分 23 kcal　塩分0.4g

材料・2人分

水菜……1/2束（100g）
桜えび（乾燥）……4g
A［水……3/4カップ
　酒……大さじ2
　みりん……大さじ1
　薄口しょうゆ……小さじ2

作り方

1 水菜は5cm長さに切る。
2 鍋にAと桜えびを入れて10分おく。中火にかけ、煮立ったら水菜を茎から入れ、葉も加えて大きく混ぜ、サッと煮る。

キャベツと油揚げの煮びたし

1人分 55 kcal　塩分0.5g

材料・2人分

キャベツ……3枚（150g）
油揚げ……1/2枚（15g）
A［水……1/2カップ
　 酒・みりん・薄口しょうゆ……各大さじ1/2
削り節……1/2パック（2.5g）

作り方

1 キャベツは2cm幅に切り、太い葉脈は薄切りにする。油揚げは熱湯をまわしかけて油抜きし、細切りにする。
2 鍋にAと油揚げを入れて煮立て、キャベツを加えてふたをし、約1分煮る。上下を返してふたをし、しんなりするまで弱火で煮る。
3 器に盛り、削り節をのせる。

減塩のポイント

塩分が高くなりがちな煮びたしは、
うまみのある素材を組み合わせて。
だしを使わず、塩分をカットします。

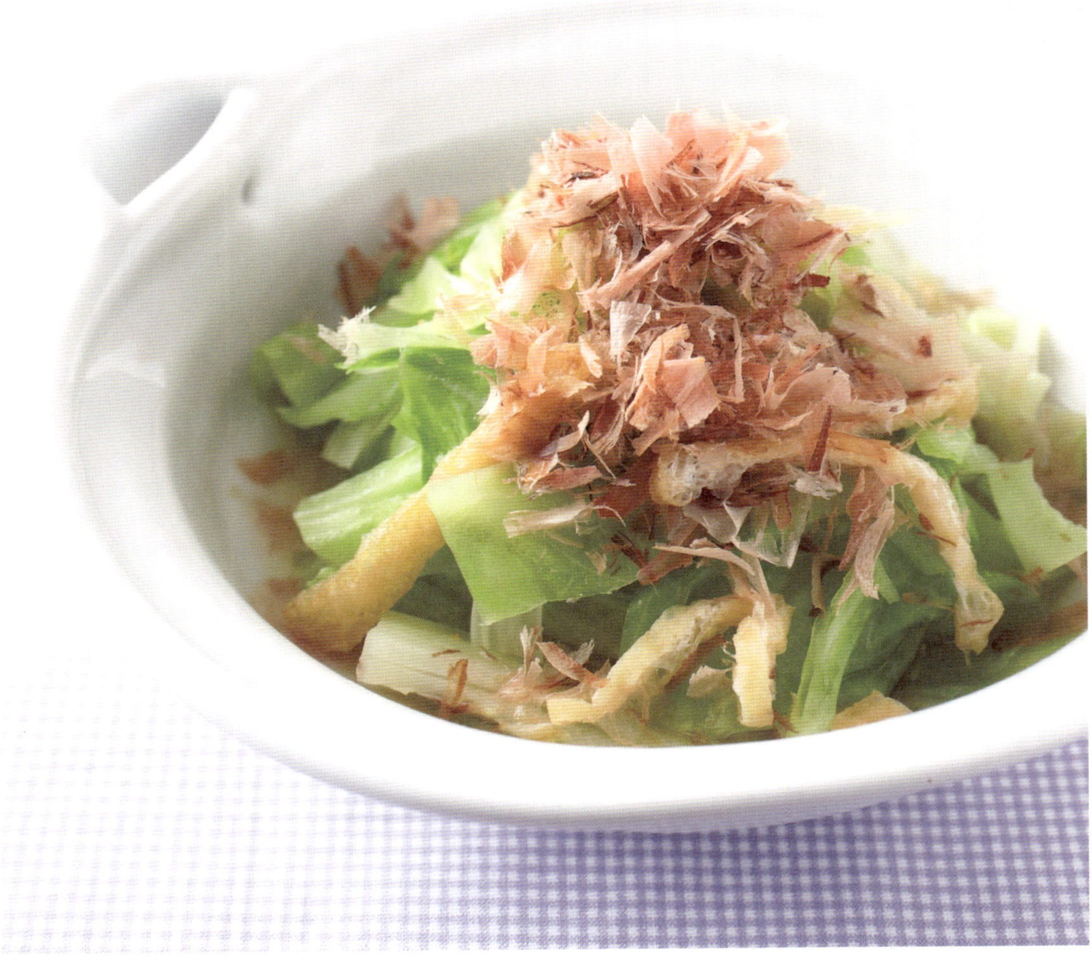

{ 塩分0g }

お助けおかず

塩分ゼロの副菜をいくつか覚えておくと
減塩献立も組み立てやすくなります。
塩分が高くなりがちな麺やパンが主食のときにも重宝。

トマトのさらしねぎあえ

1人分 17 kcal　塩分0g

材料・2人分

トマト……1個（150g）
長ねぎ……6cm
ラー油……少量

作り方

1 長ねぎは縦に切り目を入れて芯を除き、せん切りにする。水に数分さらして水けをきる。
2 トマトは乱切りにし、器に盛って1をのせ、ラー油をかける。

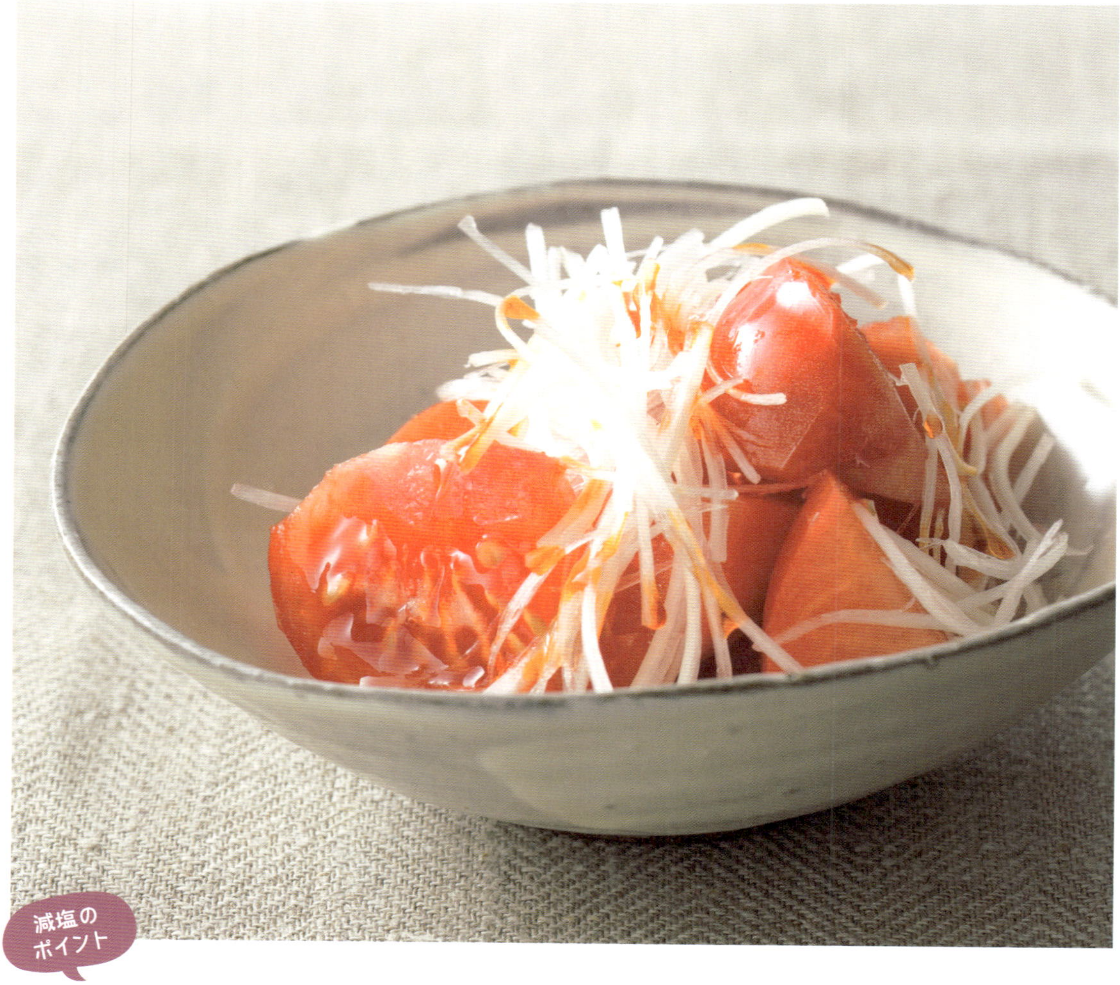

減塩のポイント

さらしねぎのほのかな辛みと
ラー油でパンチをきかせれば、物足りなさを感じません。

焼ききのこのすだちだしあえ

1人分 16 kcal　塩分0g

材料・2人分

まいたけ……1パック（90g）
生しいたけ……2枚（30g）
すだち……1個
だし汁……大さじ1

作り方

1 まいたけは大きめに裂き、しいたけは軸を除く。ともにグリル（または焼き網）で焼き、まいたけは食べやすく裂き、しいたけは4つ割りにする。
2 すだちは半分を薄切りにし、残りは搾ってだし汁と合わせる。
3 1に2を加えてあえる。

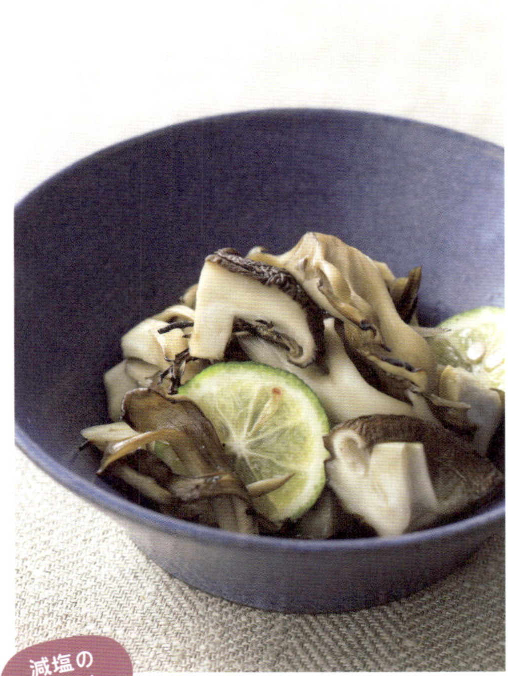

減塩のポイント
きのこは香ばしく焼くとうまみが凝縮されます。すだちの酸味がアクセントに。

減塩のポイント
青じそのさわやかな風味と甘酢をきゅうりにからめて、サラダ感覚でいただきます。

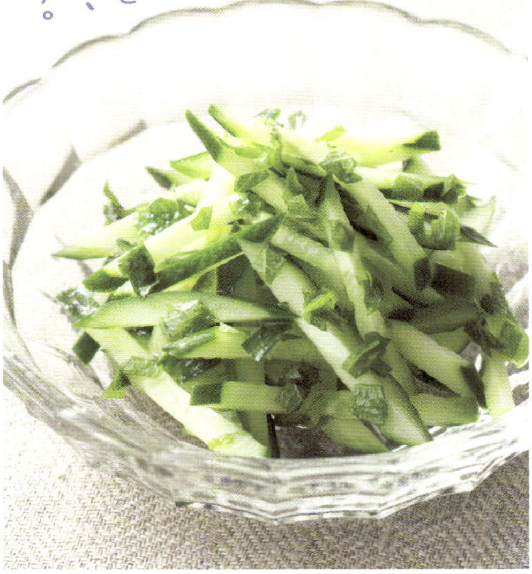

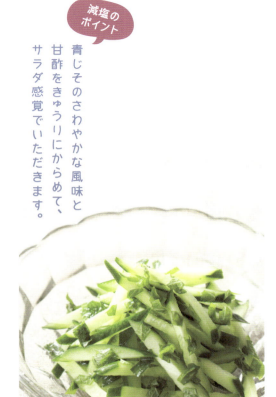

きゅうりの青じそ酢あえ

1人分 10 kcal　塩分0g

材料・2人分

きゅうり……1本（100g）
青じそ……4枚
A［酢……小さじ2
　 砂糖……小さじ1/6

作り方

1 きゅうりはせん切りに、青じそはみじん切りにし、合わせたAを加えてあえる。

減塩のポイント

チンゲン菜は
レンジで加熱すると
水っぽくならず、
味を感じやすくなります。

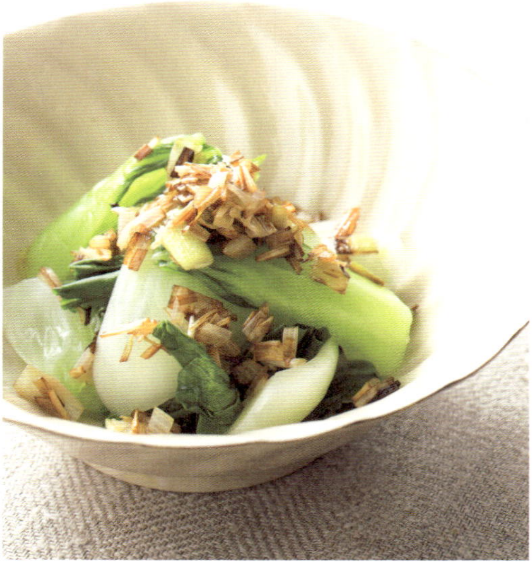

チンゲン菜のねぎ油がけ

1人分 35 kcal　塩分 0g

材料・2人分

チンゲン菜……1株（100g）
長ねぎ……1/4本（25g）
ごま油……小さじ1と1/2

作り方

1 チンゲン菜は縦半分に切り、根と葉を互い違いに重ねてラップに包み、電子レンジで1分20秒加熱する。3cm長さに切って器に盛る。
2 長ねぎは粗みじん切りにする。小さめのフライパンにごま油とともに入れて弱火で炒め、きつね色になったら1にかける。

焼きかぼちゃのバルサミコ酢がけ

1人分 86 kcal　塩分 0g

材料・2人分

かぼちゃ……正味150g
オリーブオイル……小さじ1/2
バルサミコ酢……小さじ2
はちみつ……小さじ1/2

作り方

1 かぼちゃは薄切りにする。
2 フライパンにオリーブオイルを熱して1の両面を弱火で焼き、器に盛る。
3 小鍋にバルサミコ酢を入れて弱火で煮詰め、とろりとしたらはちみつを加えて混ぜ、2にかける。

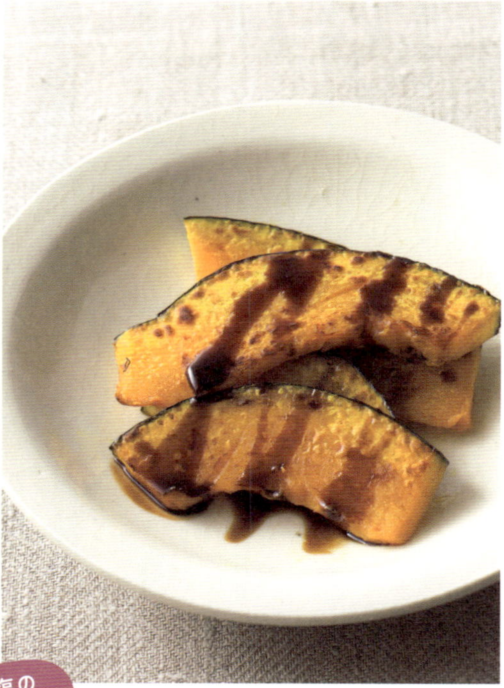

減塩のポイント

酸味と甘みの絶妙なソースが、
かぼちゃの自然な甘さを
引き出します。

さつまいものごま炒め

1人分 93 kcal　塩分0g

材料・2人分

さつまいも……100g
黒いりごま……小さじ1/2
ごま油・みりん……各小さじ1

作り方

1 さつまいもは皮つきのまま3cm長さのせん切りにし、水に数分さらして水けをきる。
2 フライパンにごま油を熱し、1を炒める。油がまわったら水大さじ2を加え、ふたをして弱火で約3分蒸し焼きにする。ふたをとって強火にし、みりんとごまを加えて炒め合わせる。

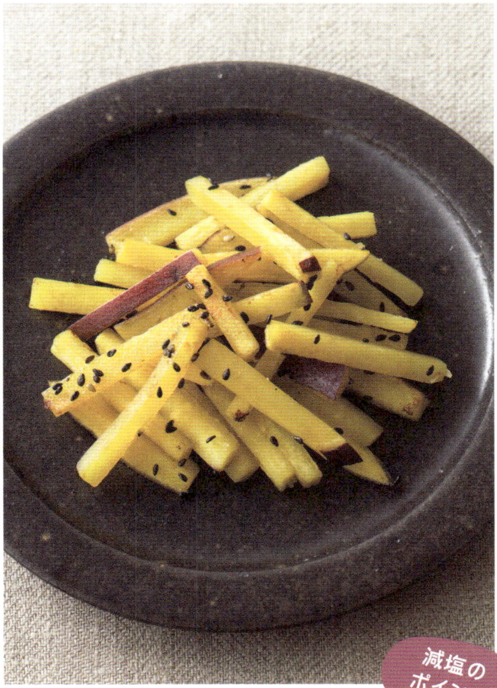

減塩のポイント
さつまいもは皮つきのまま蒸し焼きにしてほくほくとした甘みを引き出します。

アスパラの黒こしょう炒め

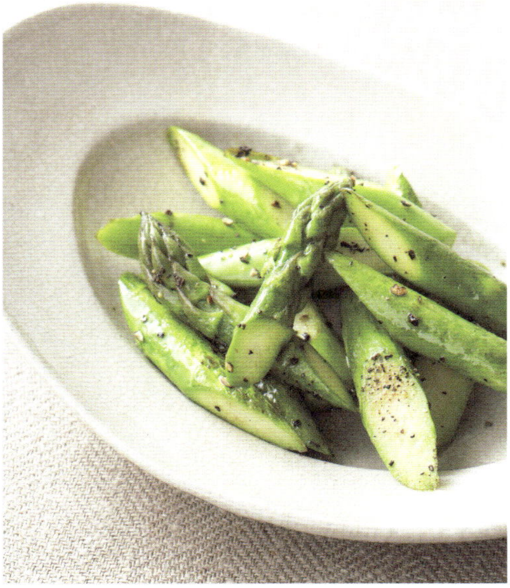

減塩のポイント
黒こしょうの香りとバターのコクで塩いらずの一品に仕上げます。

1人分 27 kcal　塩分0g

材料・2人分

グリーンアスパラ……5本(100g)
バター(食塩不使用)……小さじ1
粗びき黒こしょう……少量

作り方

1 アスパラは根元のかたい部分を切り落とし、はかまをとって3cm長さの斜め切りにする。
2 フライパンにバターを熱し、1を色よく炒め、仕上げにこしょうをふる。

COLUMN 4

外食と中食の塩分チェック！

時には、外食や中食を利用することもあるでしょう。そんなときの減塩のカギは、ずばりメニュー選びにあり！ 代表的なメニュー例をのぞいてみましょう。

外食

和定食

塩分5.2g

定食の主菜は、ごはんがすすむ濃い味のものが多い。
みそ汁や漬け物の量は控えめに。

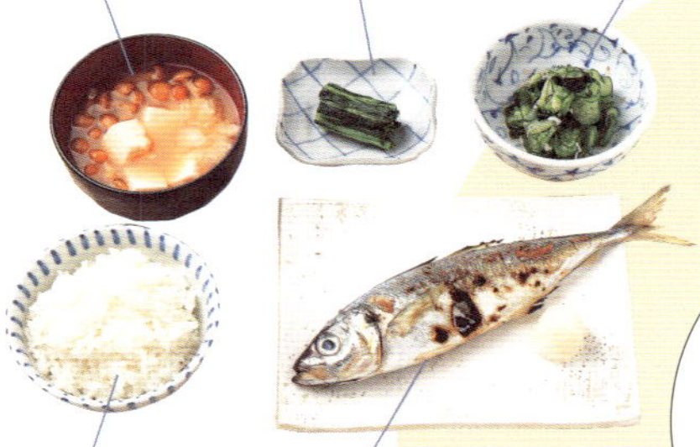

豆腐、なめこ、ねぎのみそ汁
塩分1.4g
かぶの葉の塩漬け
塩分0.5g
わかめ、きゅうり、しらすの酢の物
塩分1.3g
ごはん
塩分0g
あじの塩焼き
塩分2.0g

ラーメン

しょうゆ味 塩分7.1g
塩味・みそ味 塩分7.3g
とんこつ味 塩分7.6g

塩分の多いスープは残して。チャーシュー、
メンマ、なると、紅しょうがなども控えましょう。

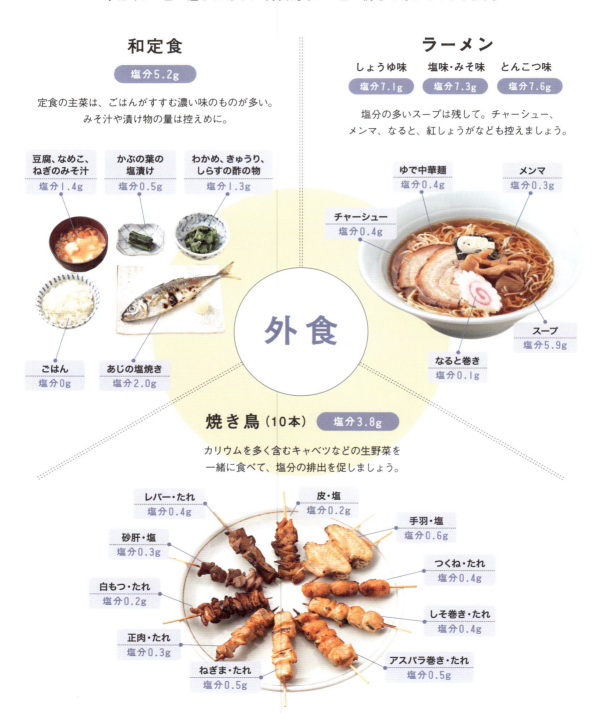

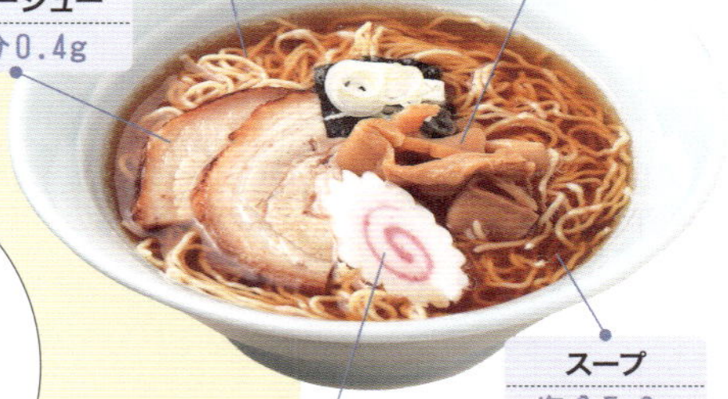

ゆで中華麺
塩分0.4g
メンマ
塩分0.3g
チャーシュー
塩分0.4g
スープ
塩分5.9g
なると巻き
塩分0.1g

焼き鳥（10本）

塩分3.8g

カリウムを多く含むキャベツなどの生野菜を
一緒に食べて、塩分の排出を促しましょう。

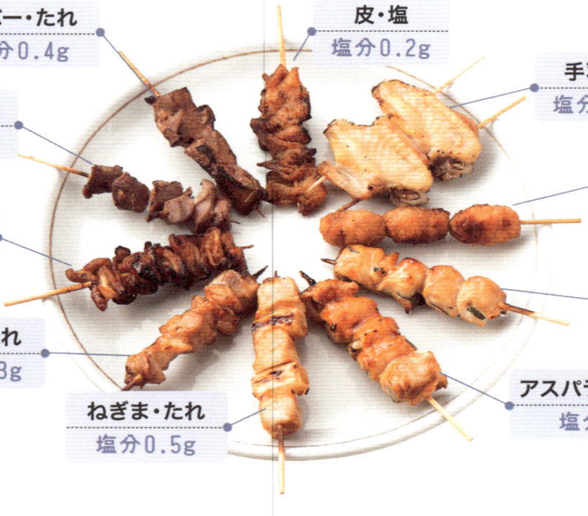

紅鮭べんとう

塩分3.6g

市販のおべんとうは
塩分が高くなりがち。
添付のしょうゆやソースなどの
調味料は味を見て必要な分だけ
使いましょう。

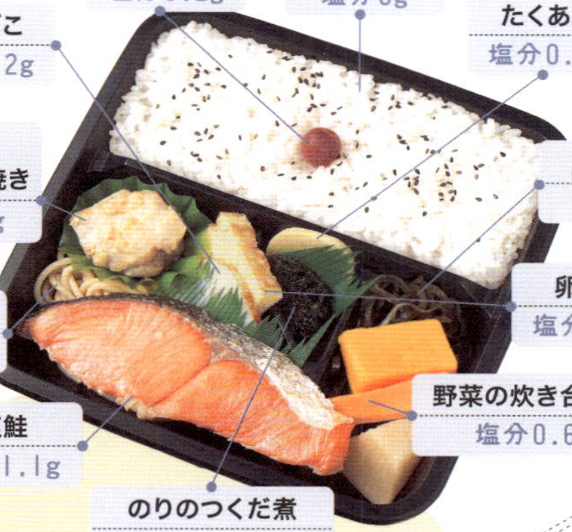
梅干し
塩分0.2g
ごはん
塩分0g
かまぼこ
塩分0.2g
たくあん
塩分0.2g
鶏肉の
マヨネーズ焼き
塩分0.1g
昆布の煮物
塩分0.5g
スパゲティ
塩分0.2g
卵焼き
塩分0.2g
野菜の炊き合わせ
塩分0.6g
塩鮭
塩分1.1g
のりのつくだ煮
塩分0.3g

中食

助六べんとう

塩分4.5g

いなり寿司を1つにしたり、ガリを残したり、
しょうゆづけをやめましょう。

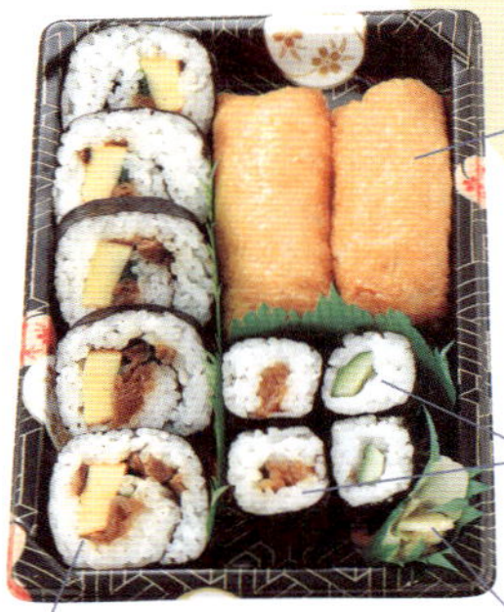
いなり寿司
塩分1.3g
きゅうりと
かんぴょうの
細巻き
塩分0.5g
太巻き
塩分2.5g
しょうがの甘酢漬け
塩分0.2g

焼きそば

塩分3.5g

なるべく食べる量を抑え、
塩分の多い紅しょうがは避けましょう。

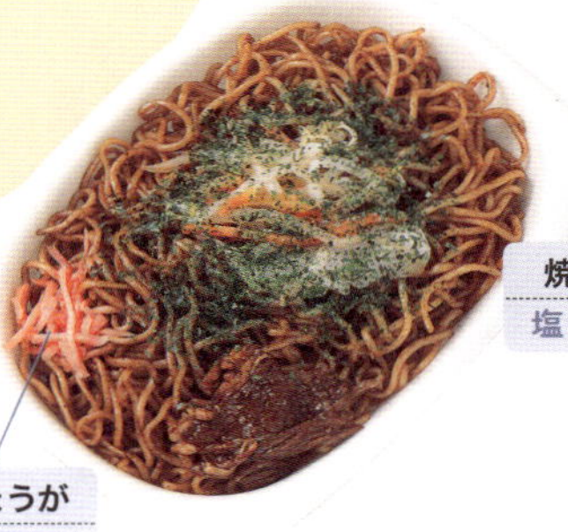
焼きそば
塩分3.2g
紅しょうが
塩分0.3g

※『塩分早わかり 第3版』(女子栄養大学出版部)より

そのほかのメニューの塩分量の目安

外食

さばのみそ煮定食…塩分6.7g
ステーキ定食…塩分4.9g
レバにら炒め定食…塩分4.4g
月見うどん…塩分5.6g
天ぷらそば…塩分4.9g
チキンカレー…塩分3.4g
オムライス…塩分3.8g
ビビンバ…塩分1.7g
スパゲティ・カルボナーラ…塩分2.9g

中食

牛カルビ丼…塩分2.5g
焼きそばロール…塩分1.6g
ハンバーガー…塩分1.4g
野菜サンドイッチ…塩分1.3g
カレーパン…塩分0.9g
コーンマヨネーズパン…塩分0.8g
ベーコンエピ…塩分2.6g
ミネストローネ…塩分1.6g
フライドポテト…塩分0.5g

※『五訂増補 毎日の食事のカロリーガイド』(女子栄養大学出版部)より

{ 塩分 0.5g 以下 }

スープ・汁物

高塩分になりがちなスープや汁物は、
素材のうまみを利用して調味料を最低限に。
小さな器で飲む量を減らすのも効果的です。

豚肉とひじき、れんこんのスープ

1人分 305 kcal　塩分 0.3g

材料・2人分

豚肩ロースかたまり肉……150g
芽ひじき(乾燥)……15g
れんこん……100g
A［にんにく……1片
　ごま油…小さじ1
酒……大さじ2
B［白すりごま・きな粉……各大さじ1
　こしょう……少量
»薬味だれ
［みつば・にら(ともに1㎝長さに切る)……各2本分
　黒酢……小さじ1/2
　白いりごま・粉唐辛子(あれば中びき)……各小さじ1/3

作り方

1 豚肉はひと口大に切る。
2 ひじきは水に約10分つけてもどし、サッと洗ってざるに上げ、水けをきる。れんこんは1㎝厚さの半月切りにする。
3 鍋にAを入れて火にかけ、香りが立ったら1を加えてひと混ぜし、酒をふってサッと焼きつける。水3カップを加えて強火にし、煮立ったらアクをとる。
4 2を加えて弱めの中火にし、7〜8分煮る。Bで味を調え、器に盛って合わせた薬味だれをのせる。

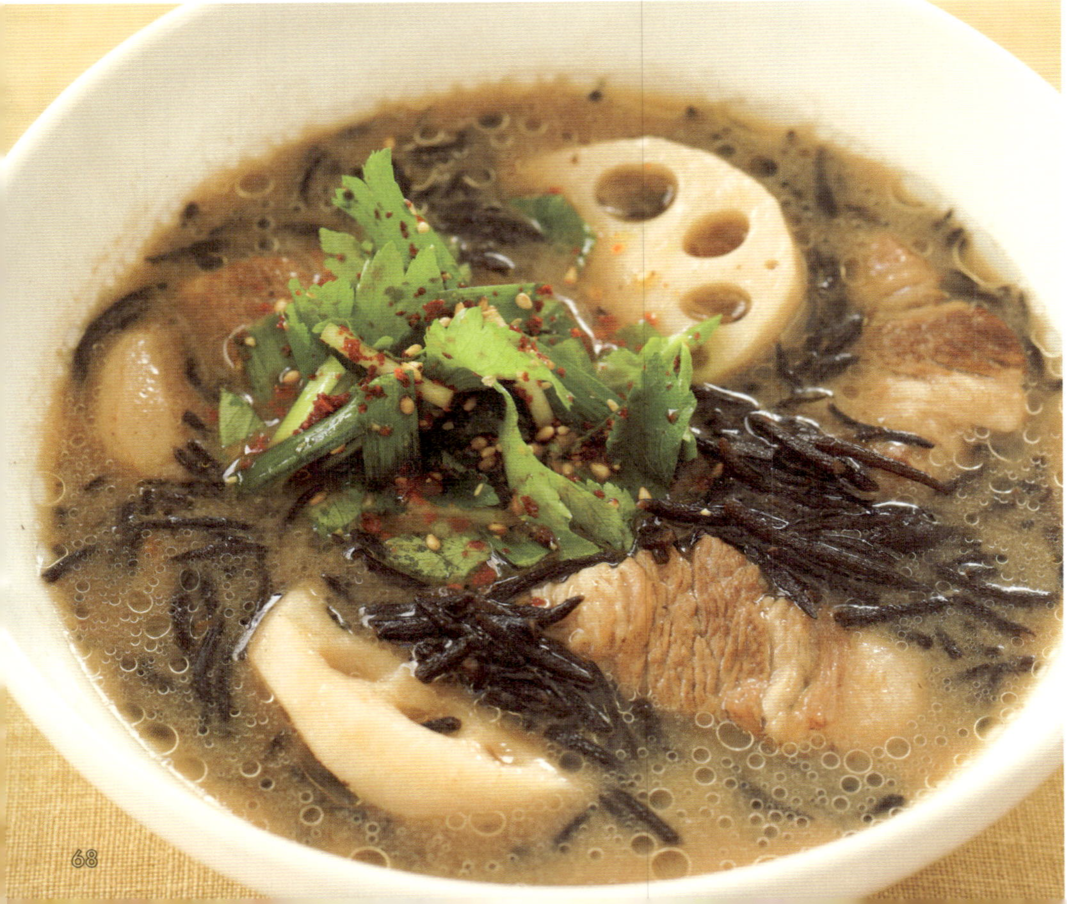

減塩のポイント

素材のうまみを生かし、ごまときな粉でコクをプラス。香りのいい薬味だれで味を引き締めます。

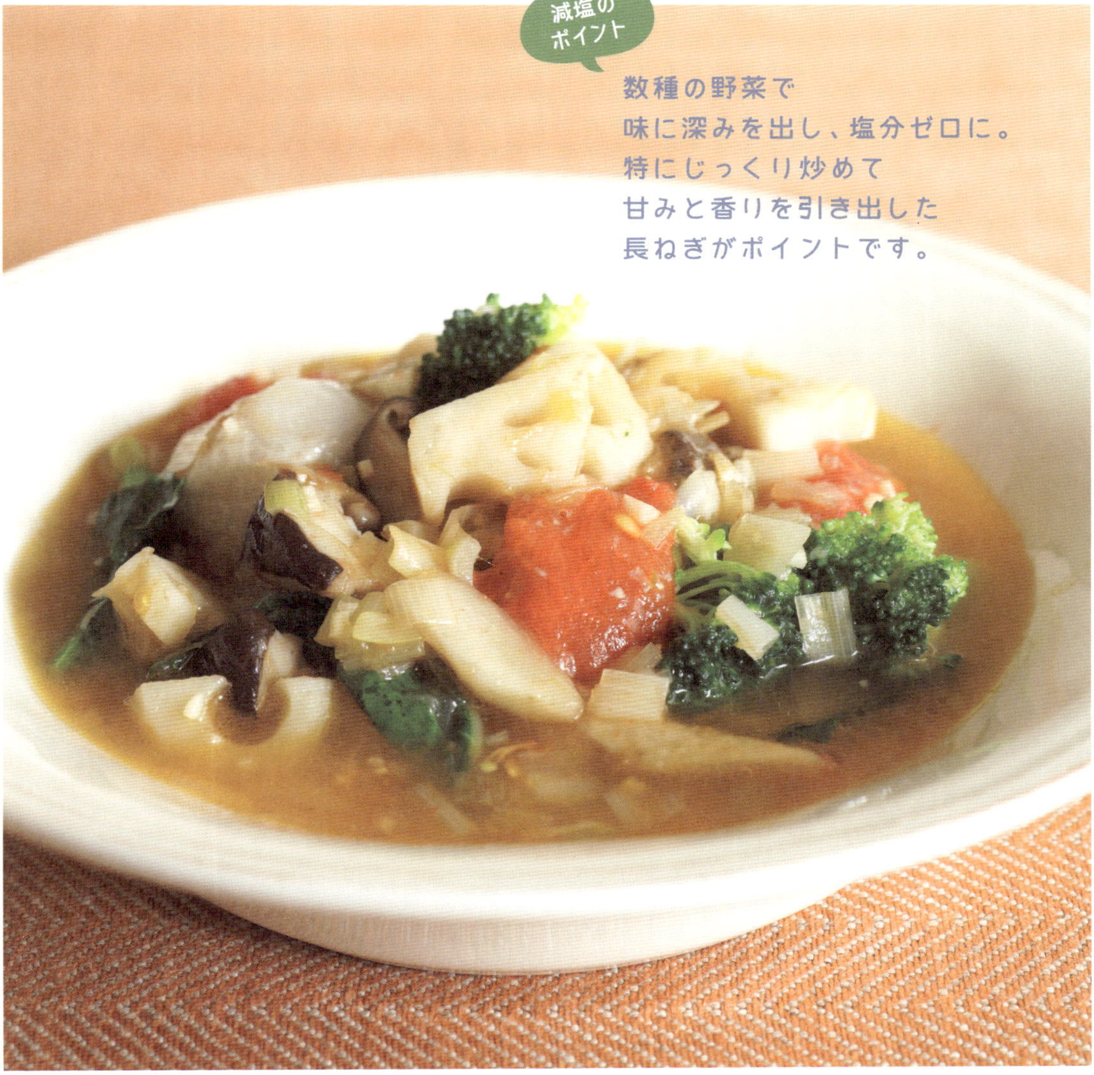
減塩のポイント
数種の野菜で
味に深みを出し、塩分ゼロに。
特にじっくり炒めて
甘みと香りを引き出した
長ねぎがポイントです。

和風ミネストローネ

1人分 206 kcal　塩分0g

材料・2人分

生しいたけ……2枚(30g)
ごぼう……20g
里いも……大1個(60g)
れんこん……30g
トマト……小2個(150g)
A［にんにく(みじん切り)……1片分
　 オリーブオイル……大さじ2
長ねぎ(粗みじん切り)……2本分(200g)
ブロッコリー(小房に分ける)……1/3個分(80g)
こしょう……少量

作り方

1 しいたけは石づきを切り落とし、食べやすく切る。ごぼうはたわしでこすり洗いし、小さめの乱切りにする。里いもは皮をむいて6等分に切り、電子レンジで1分加熱する。れんこんは1cm厚さの輪切りにし、6等分にする。トマトは皮を湯むきしてへたをとり、ざく切りにする。

2 鍋にAを入れて火にかけ、香りが立ったら長ねぎを加えて炒め、ふたをして1〜2分蒸し焼きにする。1を順に加えて炒め合わせる。

3 ブロッコリーを加えて水2カップを注ぎ、ふたをして2〜3分煮、こしょうで味を調える。

減塩のポイント

トマトやもやしから
野菜のおいしいだしが出るので、
味つけは最小限でOKです。

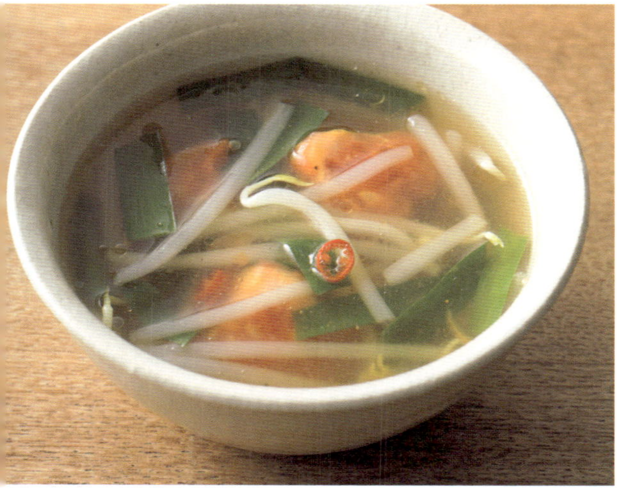

サンラータン

1人分 26 kcal　塩分0.5g

材料・2人分

トマト……1/4個(40g)
にら……1/10束(10g)
しょうが(薄切り)……1枚
A［顆粒中華スープの素……小さじ1/2
　 水……1と1/4カップ
もやし……40g
赤唐辛子(小口切り)……1/2本分
B［しょうゆ……小さじ1/2
　 こしょう……少量
水溶き片栗粉
　［片栗粉……小さじ1
　　水……小さじ2
C［ごま油……小さじ1/2
　 酢……小さじ1

作り方

1 トマトは小さめの乱切りにし、にらは2cm長さに切る。しょうがはせん切りにする。
2 鍋にAを煮立て、トマト、もやし、しょうが、赤唐辛子を加える。煮立ったら弱火で約3分煮て、にらとBを加えて混ぜる。
3 水溶き片栗粉を加えてとろみをつけ、Cで味を調える。

なめことかぶのおろし汁

1人分 19 kcal　塩分0.4g

材料・2人分

なめこ……1/2袋(50g)
かぶ……1個(70g)
かぶの葉……10g
だし汁……1と1/4カップ
水溶き片栗粉
　［片栗粉……小さじ1/2
　　水……小さじ1
塩……ミニスプーン1/2

作り方

1 かぶは皮をむいてすりおろし、水けを軽くきる。葉は3cm長さに切る。
2 鍋にだし汁を煮立て、サッと洗ったなめこを加えてふたをし、約2分煮る。
3 2に1を加えて混ぜ、水溶き片栗粉でとろみをつけ、塩を加えてひと煮する。

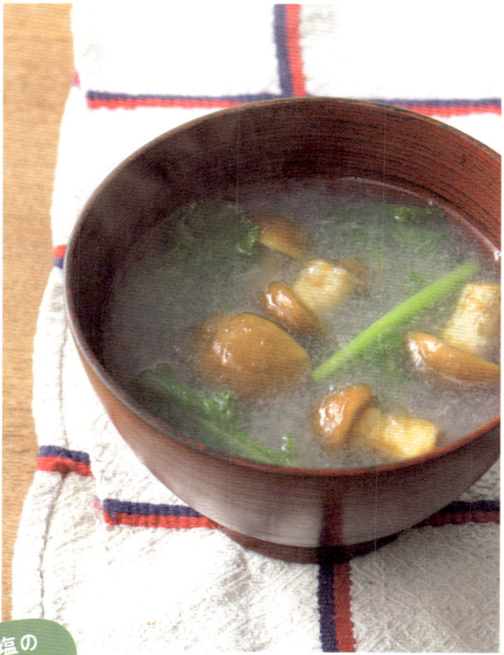

減塩のポイント

かぶはすりおろして甘みを出します。
とろみがあると味をしっかり
感じやすいので、
水溶き片栗粉をプラスして。

減塩のポイント
シンプルながら、とろろ昆布がしみじみ味わい深い汁物。仕上げにしょうゆで風味づけを。

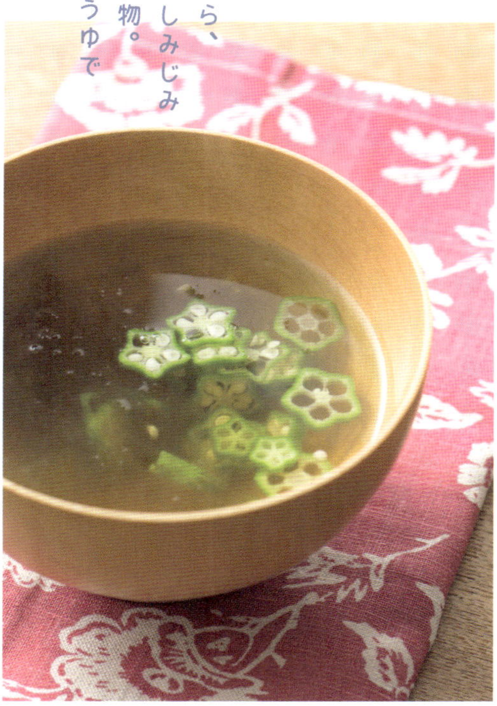

オクラとろろ昆布汁

1人分 7 kcal　塩分0.4g

材料・2人分

とろろ昆布……ふたつまみ(1g)
オクラ……2本(14g)
だし汁……1と1/4カップ
しょうゆ……小さじ1/2

作り方

1 オクラは塩少量(分量外)で表面を軽くこすり洗いし、薄い小口切りにする。
2 鍋にだし汁を煮立て、1ととろろ昆布、しょうゆを加えて混ぜる。

クレソンとエリンギのミルクスープ

1人分 68 kcal　塩分0.3g

材料・2人分

クレソン……1束(40g)
エリンギ……1本(40g)
A［固形コンソメ……1/4個(1g)
　 水……1/2カップ
牛乳……3/4カップ
粗びき黒こしょう……少量

作り方

1 クレソンは3cm長さに切る。エリンギの軸は小口切りに、かさは薄切りにする。
2 鍋にAとエリンギを入れて煮立て、牛乳とクレソンを加えてひと煮立ちさせ、こしょうをふって味を調える。

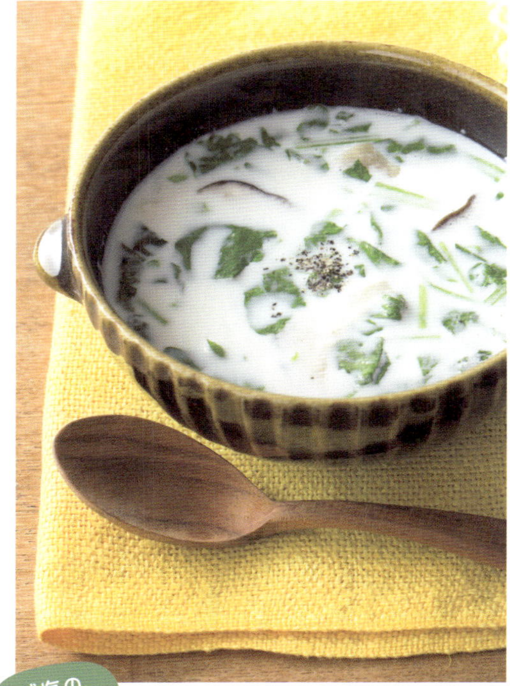

減塩のポイント
牛乳のやさしい甘みとクレソンの苦みが好相性です。粗びき黒こしょうがアクセント。

{ 塩分1.5g以下 }

ごはん・麺・パン

ごはんは塩分ゼロですが、麺やパンは
食材自体に塩分を含んでいるので、注意が必要です。
合わせる食材や調味料を工夫して、おいしく減塩！

春菊と桜えびのチャーハン

1人分 413 kcal 塩分1.4g

材料・2人分

春菊……1/2束（100g）
桜えび（乾燥）……3g
長ねぎ……1/4本（25g）
卵……2個
酒・サラダ油……各小さじ2
しょうゆ・ごま油……各小さじ1
塩……ミニスプーン1
こしょう……少量
温かいごはん……300g

作り方

1 春菊は小口切りにし、桜えびは粗く刻む。長ねぎは粗みじん切りにし、卵は溶きほぐす。
2 フライパンにサラダ油を熱し、卵液を流し入れて木べらなどで混ぜる。半熟状になったらごはんを加え、卵をからめながらほぐし炒める。
3 桜えびと長ねぎを加えて炒め、酒、塩、こしょう、春菊を加えて炒め合わせる。鍋肌からしょうゆを加え、ごま油も加えてさらに炒める。

減塩のポイント

桜えびの塩けを生かして塩は少量に。仕上げのしょうゆとごま油が風味アップのコツです。

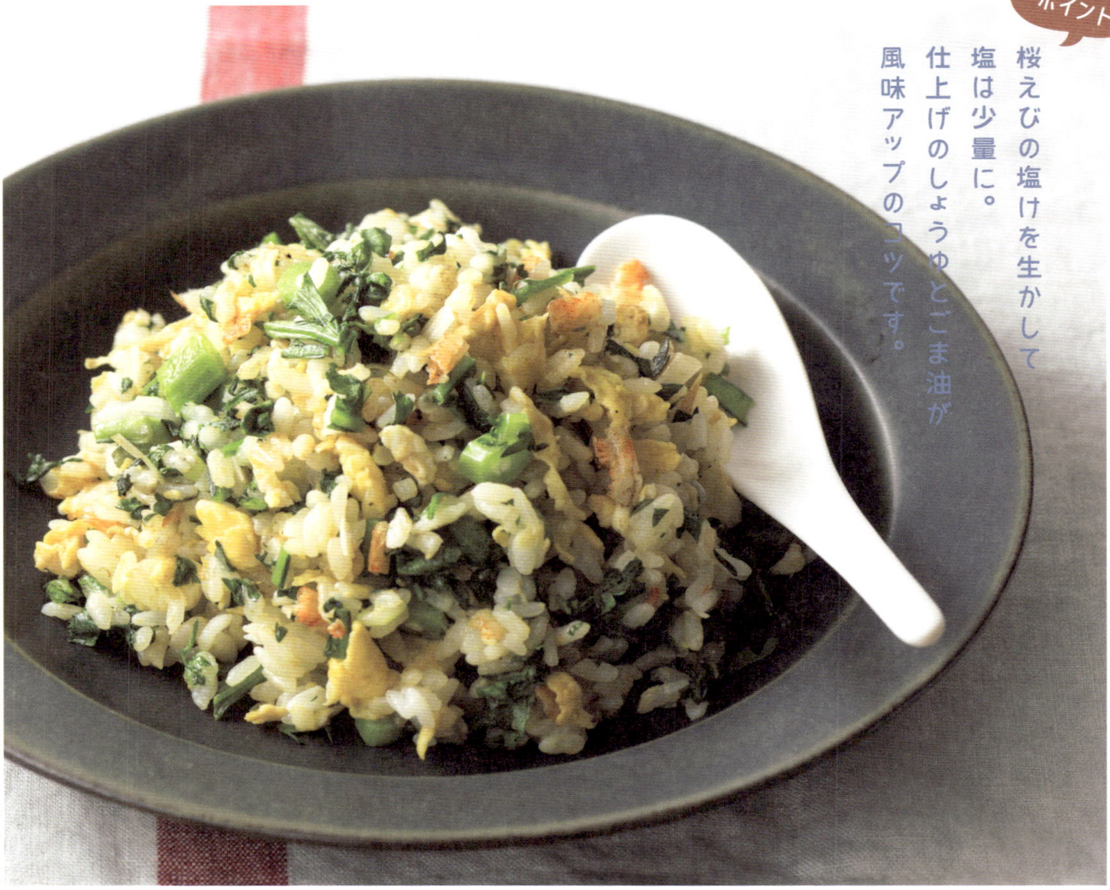

減塩のポイント

スパイスと香味野菜をきかせたピラフ。
塩分ゼロのカレー粉は減塩レシピにうれしい調味料です。

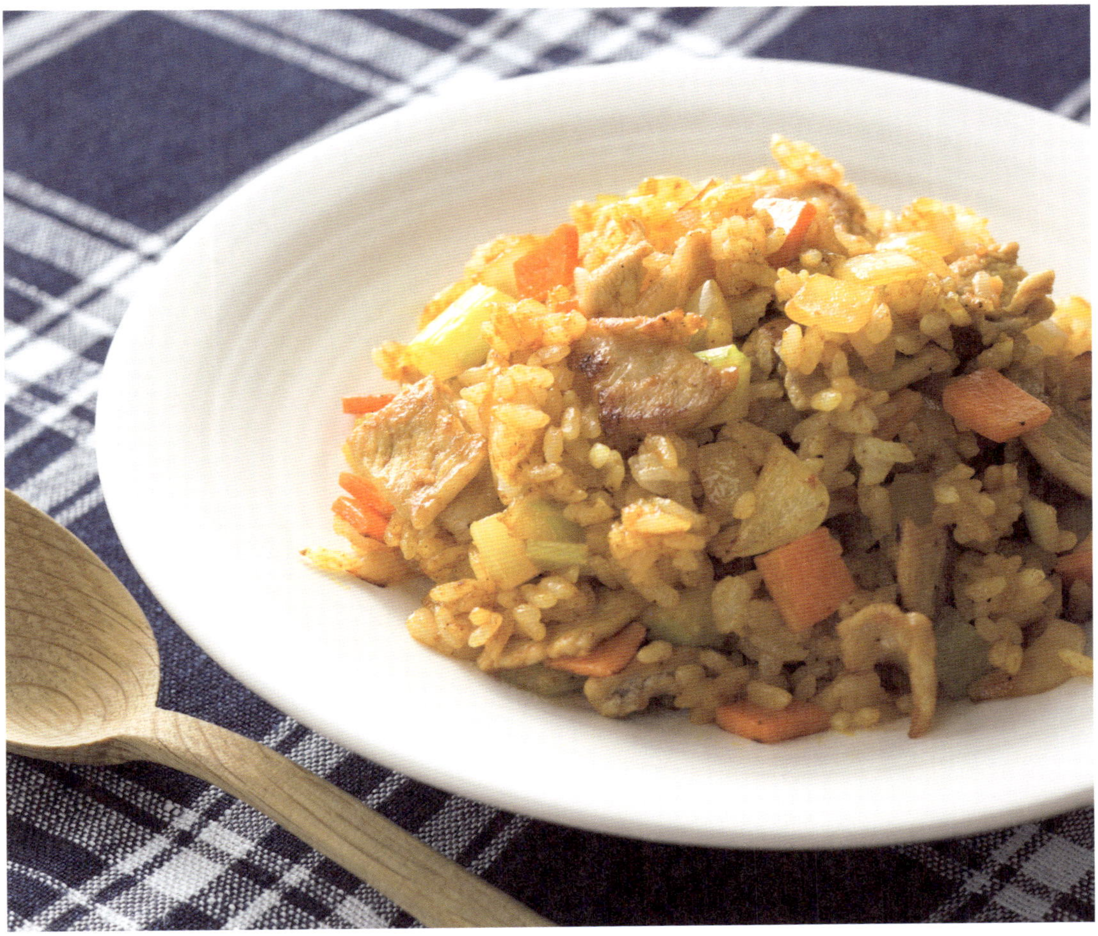

カレーピラフ

1人分 445 kcal　塩分1.3g

材料・2人分

豚もも薄切り肉……120g
こしょう……少量
A［玉ねぎ……小1/2個（60g）
　セロリ（筋をとる）……60g
　にんじん……小1/5本（30g）
にんにく・しょうが（ともに薄切り）……各1枚
バター（食塩不使用）……大さじ1
B［カレー粉・トマトケチャップ……各小さじ2
　塩……小さじ1/3
　こしょう……少量
温かいごはん……300g

作り方

1 豚肉とAの野菜はそれぞれ1cm角に切り、豚肉にこしょうをふる。にんにくとしょうがはみじん切りにする。
2 フライパンにバターを熱して豚肉を炒め、にんにく、しょうが、Aを加えてさらに炒める。
3 ごはんを加えて混ぜ、Bを加えて全体を炒め合わせる。

水菜とみょうがの梅味ごはん

1人分 258 kcal 塩分0.4g

材料・2人分

水菜……1株（40g）
みょうが……1個
梅干し（塩分20%）……1/2個（4g）
温かいごはん……300g

作り方

1 水菜は2cm長さに切り、ラップに包んで電子レンジで40秒加熱し、水けを絞る。みょうがは縦半分に切って小口切りにし、梅干しは包丁でたたく。
2 ごはんに1を加えてさっくりと混ぜ合わせる。

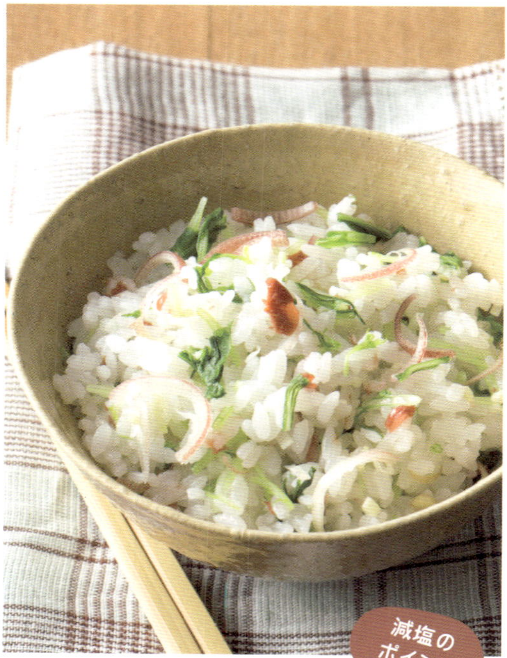

減塩のポイント
塩分の高い梅干しは少量だけ加えましょう。水菜は加熱するとうまみも出てごはんになじみやすくなります。

減塩のポイント
仕上げにかけるたれは、わさびとレモンをきかせてしょうゆを控えめにします。

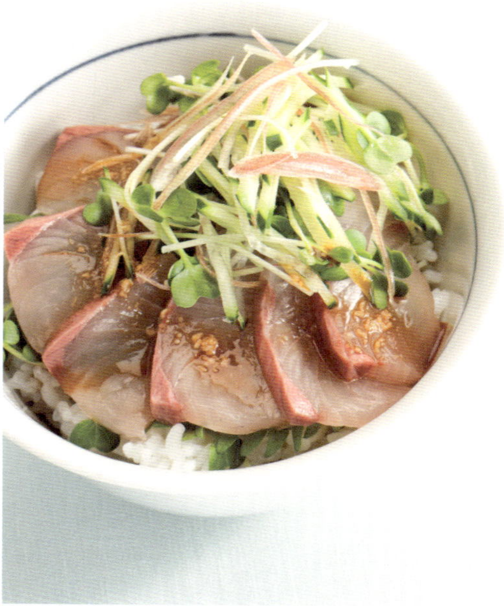

薬味たっぷりはまちの刺身丼

1人分 465 kcal 塩分1.0g

材料・2人分

はまち（刺身）……150g
きゅうり……1本（100g）
みょうが……1個
貝割れ……1パック（40g）
A しょうゆ……小さじ2
　練りわさび・レモン汁……各適量
温かいごはん……300g

作り方

1 きゅうりとみょうがはせん切りにし、貝割れは根元を落として3〜4cm長さに切る。
2 器にごはんを盛り、はまちと1をのせ、合わせたAをかける。

鶏ささみと菜の花の昆布じめちらし

1人分 518 kcal 塩分1.0g

材料・2人分

鶏ささみ……1本（45g）
菜の花……30g
昆布……適量
米……1合（150g）
A ［米酢……大さじ2
　ゆず酢（または柑橘類の搾り汁）・
　　はちみつ……各大さじ1
B ［溶き卵……1個分
　みりん……大さじ2
　牛乳……大さじ1
桜えび（乾燥）……3g
サラダ油……大さじ1と1/2
生しいたけ……3枚（45g）
グリーンピース……20粒

作り方

1 ささみは筋をとって観音開きにし、菜の花はゆでて水けを絞る。
2 昆布は酢（分量外）で湿らせ、1をはさんで皿をのせ、ひと晩おく。
3 米はかために炊き、合わせたAを加えてしゃもじで切るように混ぜる。
4 2のささみはひと口大のそぎ切りにし、蒸気の上がった蒸し器で1分蒸す。菜の花は3cm長さに切る。
5 Bを合わせて混ぜ、サラダ油大さじ1を熱したフライパンでいり卵を作る。桜えびは残りのサラダ油でサッと炒める。
6 しいたけは軸をとってグリルで軽くあぶり、3～4等分に切る。グリーンピースは塩ゆでする。
7 器に3を盛り、4～6を散らす。

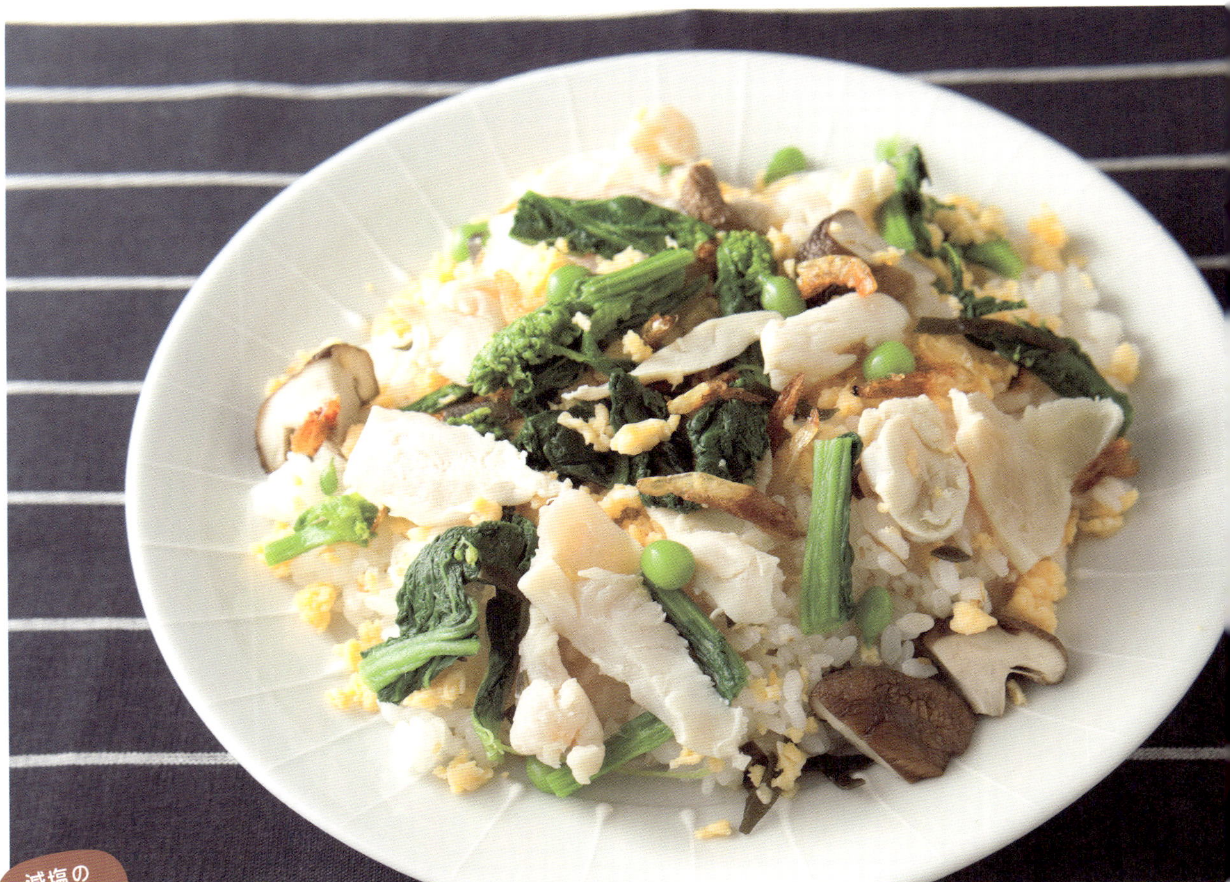

減塩のポイント

ほどよい塩けとうまみ、香りのある昆布で具材をはさんでねかせると、昆布の風味が移っておいしくなります。

豚しゃぶごまだれそば

1人分 395 kcal 塩分1.4g

材料・2人分

そば(乾麺)……120g
豚しゃぶしゃぶ用肉……100g
水菜……1株(40g)
万能ねぎ……1本
練りごま……大さじ1
豆乳……1/2カップ
A
- だし汁……大さじ2
- しょうゆ……小さじ2と1/2
- みりん……小さじ1

作り方

1. 鍋にたっぷりの湯を沸かし、そばを袋の表示通りにゆで、水けをきる。
2. 1の湯に豚肉を入れてサッとゆでる。水菜は3㎝長さに切り、万能ねぎは斜め切りにする。
3. 練りごまに豆乳を加えて溶きのばし、Aを加えて混ぜ合わせる。
4. 1と水菜を合わせて器に盛り、豚肉をのせて万能ねぎを散らし、3をまわしかける。

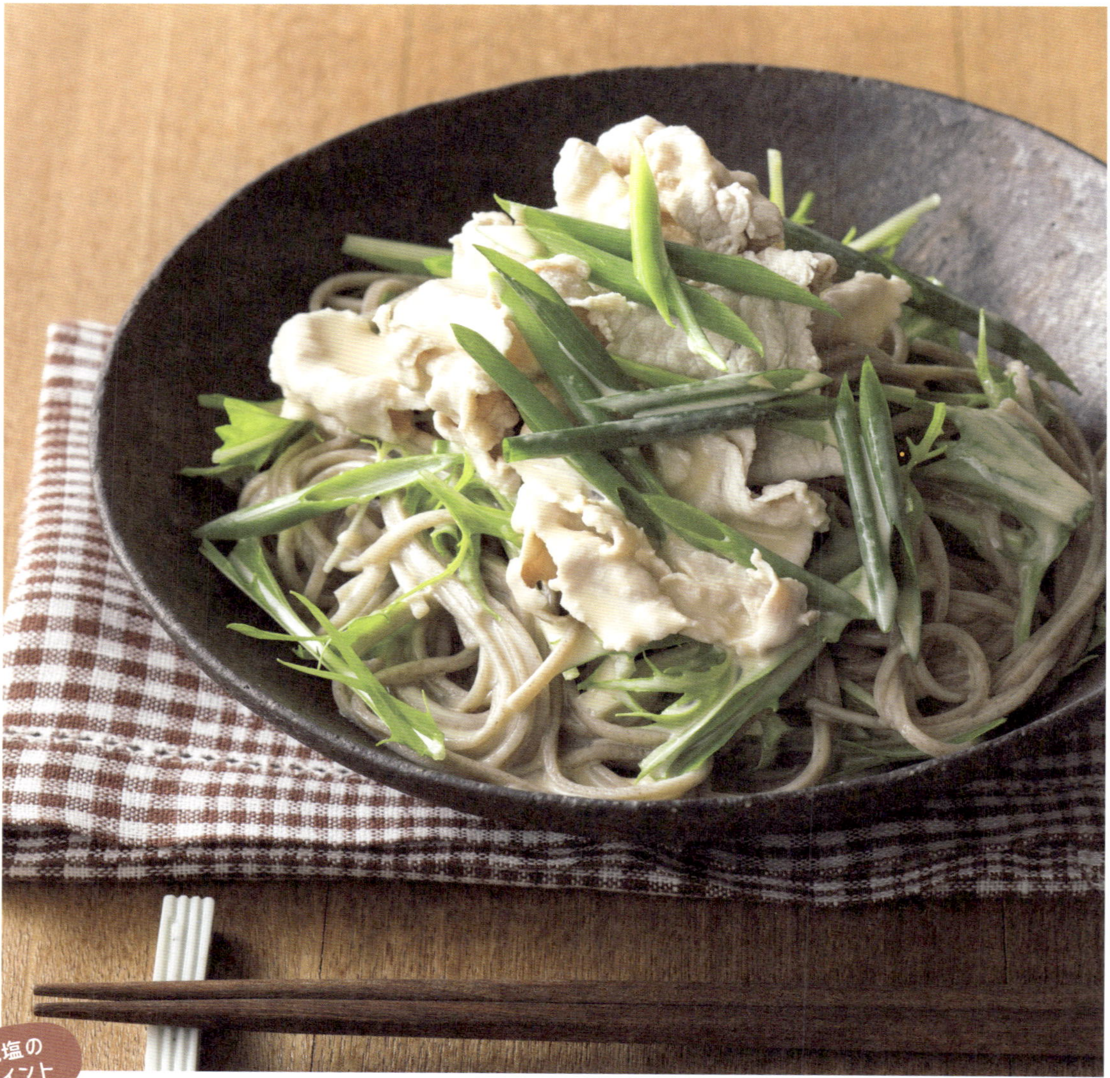

減塩のポイント

うどんより塩分の少ないそばを使った麺料理。
たれは練りごまでコクを出します。

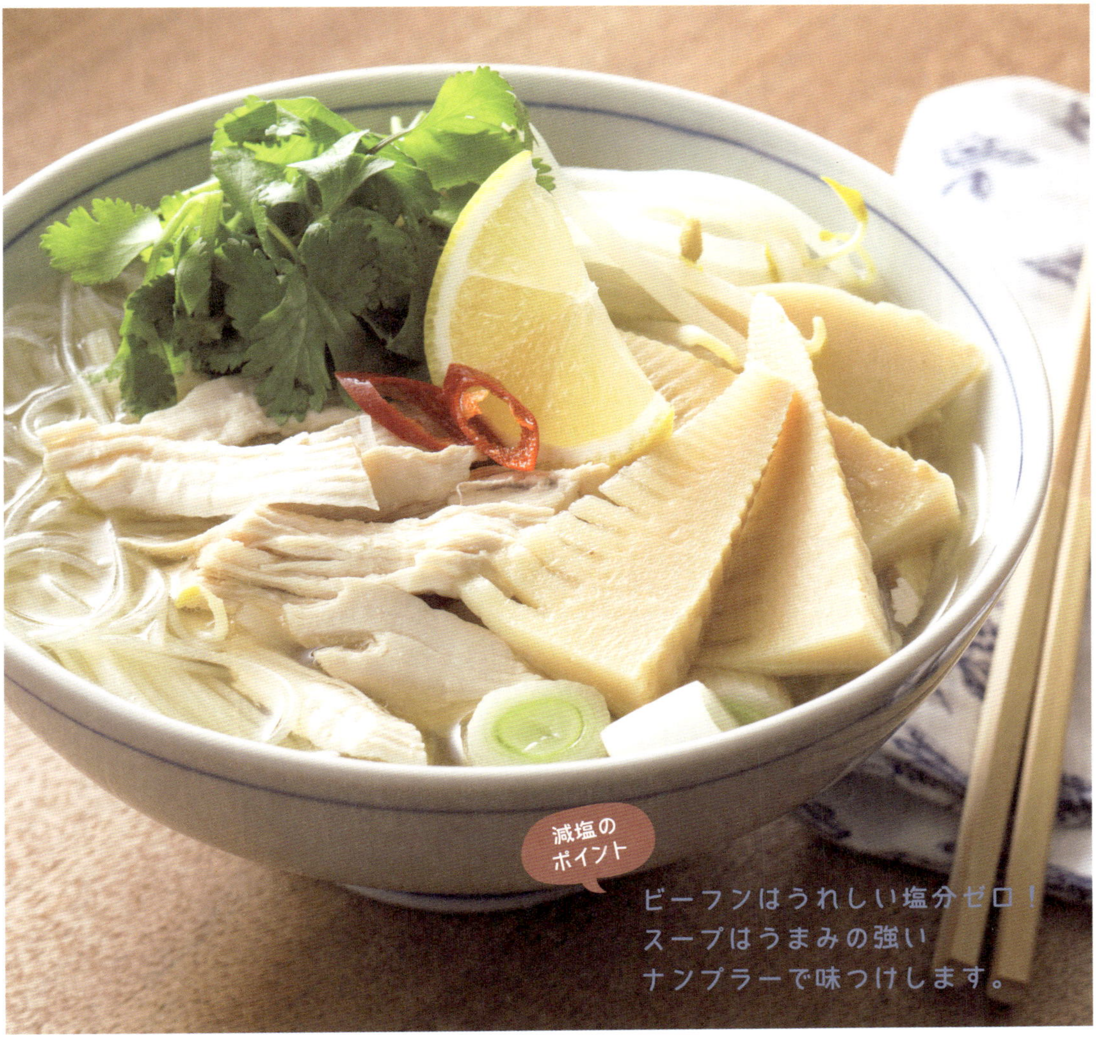
減塩のポイント
ビーフンはうれしい塩分ゼロ！
スープはうまみの強い
ナンプラーで味つけします。

フォー風汁ビーフン

1人分 459 kcal 塩分1.2g

材料・2人分

ビーフン……150g
鶏むね肉……150g
A［水……3と1/2カップ
　しょうが（薄切り）……3枚
　長ねぎ（青い部分）……5cm
たけのこ（水煮）……60g
長ねぎ……1/4本（25g）
もやし……100g
赤唐辛子（斜め切り）……1/2本分
B［ナンプラー……小さじ1と1/2
　しょうゆ……小さじ1/2
　こしょう……少量
香菜……適量
レモン（くし形切り）……2切れ

作り方

1 鶏肉はAとともに鍋に入れて火にかけ、煮立ったら弱火で約15分煮てそのまま冷ます。
2 鶏肉、しょうが、ねぎを取り出し、鶏肉は皮を除いて大きめに裂く。ゆで汁はとっておく。
3 たけのこはくし形切りにし、長ねぎは1cm幅に切る。ビーフンは袋の表示通りにもどす。
4 2のゆで汁を煮立て、3、もやし、赤唐辛子を入れ、再び煮立ったらBを加えて調味する。器に盛り、鶏肉、香菜、レモンをのせる。

チキンとアボカドのサンドイッチ

1人分 569 kcal 塩分1.5g

材料・2人分

食パン(8枚切り)……4枚
鶏むね肉(皮なし)……150g
こしょう・タイム……各少量
アボカド……1/2個
トマト……1/4個(40g)
レタス……2枚(40g)
A ［マヨネーズ……大さじ1と1/2
　 マスタード……小さじ1
オリーブオイル……小さじ1

作り方

1 鶏肉はこしょうとタイムをふる。
2 フライパンにオリーブオイルを熱し、鶏肉を入れて表面に焼き色をつける。ふたをして弱火で約10分蒸し焼きにし、冷めたら薄切りにする。アボカドとトマトも薄切りにする。
3 パンに合わせたAを塗り、2を順にのせ、レタスをのせてパンを重ね、半分に切る。

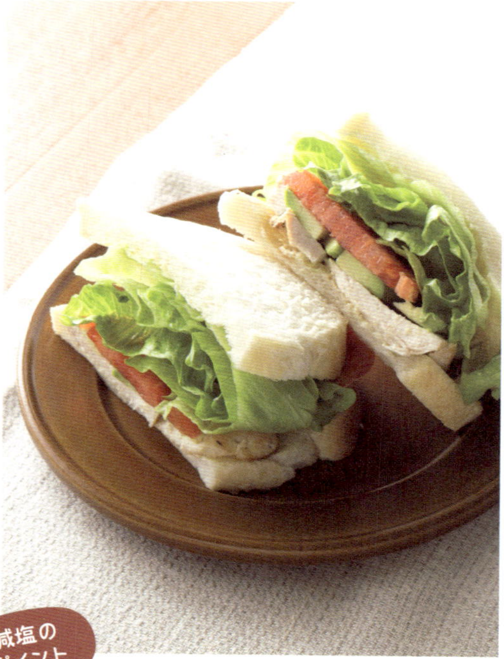

減塩のポイント
鶏肉にはタイムの香りをまとわせて。
マヨネーズはマスタードを加え
酸味でアクセントをつけます。

減塩のポイント
チーズの塩けとコクでいただく
オープンサンド。
塩分0.5g以下のスープと合わせれば
「塩分1食2g以下」をキープできますよ。

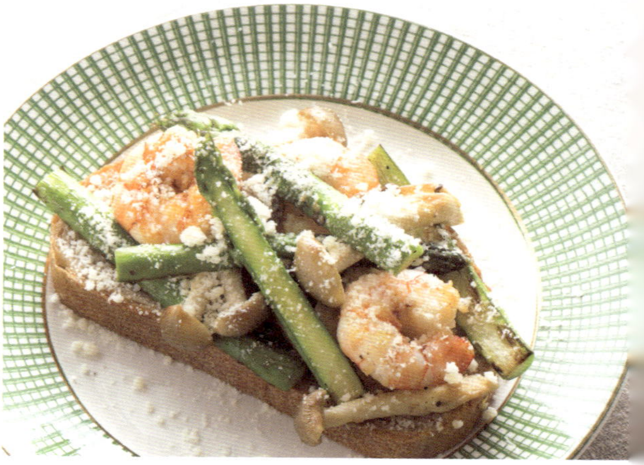

えびときのこのタルティーヌ

1人分 293 kcal 塩分1.5g

材料・2人分

ライ麦パン……60gのもの2枚
グリーンアスパラ……4本(80g)
しめじ……小1パック(80g)
にんにく(薄切り)……1枚
えび……6尾
オリーブオイル……小さじ1と1/2
塩……ミニスプーン1/2
こしょう……適量
パルメザンチーズ……大さじ1

作り方

1 アスパラは根元のかたい部分を切り落とし、はかまをとって縦半分にし、長さを半分に切る。しめじは小房に分け、にんにくはみじん切りにする。
2 えびは背ワタをとって殻をむき、こしょう少量をふる。
3 フライパンにオリーブオイルを熱し、にんにくとえびを炒める。しめじとアスパラを加えてさらに炒め、塩、こしょうで味を調える。
4 3をパンにのせ、チーズをかける。

スパゲティ・ナポリタン

1人分 486 kcal 塩分1.2g

材料・2人分

スパゲティ（乾麺）……160g
豚もも薄切り肉……100g
こしょう……適量
玉ねぎ……1/4個（50g）
マッシュルーム……6個（90g）
ピーマン……2個（60g）
バター（食塩不使用）……大さじ1
にんにく（薄切り）……1枚
A［トマトジュース（無塩）……1/2カップ
　トマトケチャップ……大さじ2
塩……小さじ1/4

作り方

1 豚肉はひと口大に切ってこしょう少量をふる。玉ねぎとマッシュルームは薄切りにし、ピーマンは輪切りにする。
2 スパゲティは袋の表示通りにゆでる（湯に塩は入れない）。
3 フライパンにバターを熱し、にんにくと豚肉を炒める。玉ねぎとマッシュルームを加えてさらに炒め、Aを加えて煮立てる。
4 2とピーマンを加えて混ぜ、塩、こしょうで味を調える。

減塩のポイント

しっかり味のソースとからめるからスパゲティは塩なしでゆでても大丈夫。豚肉もこしょうのみで下味をつけています。

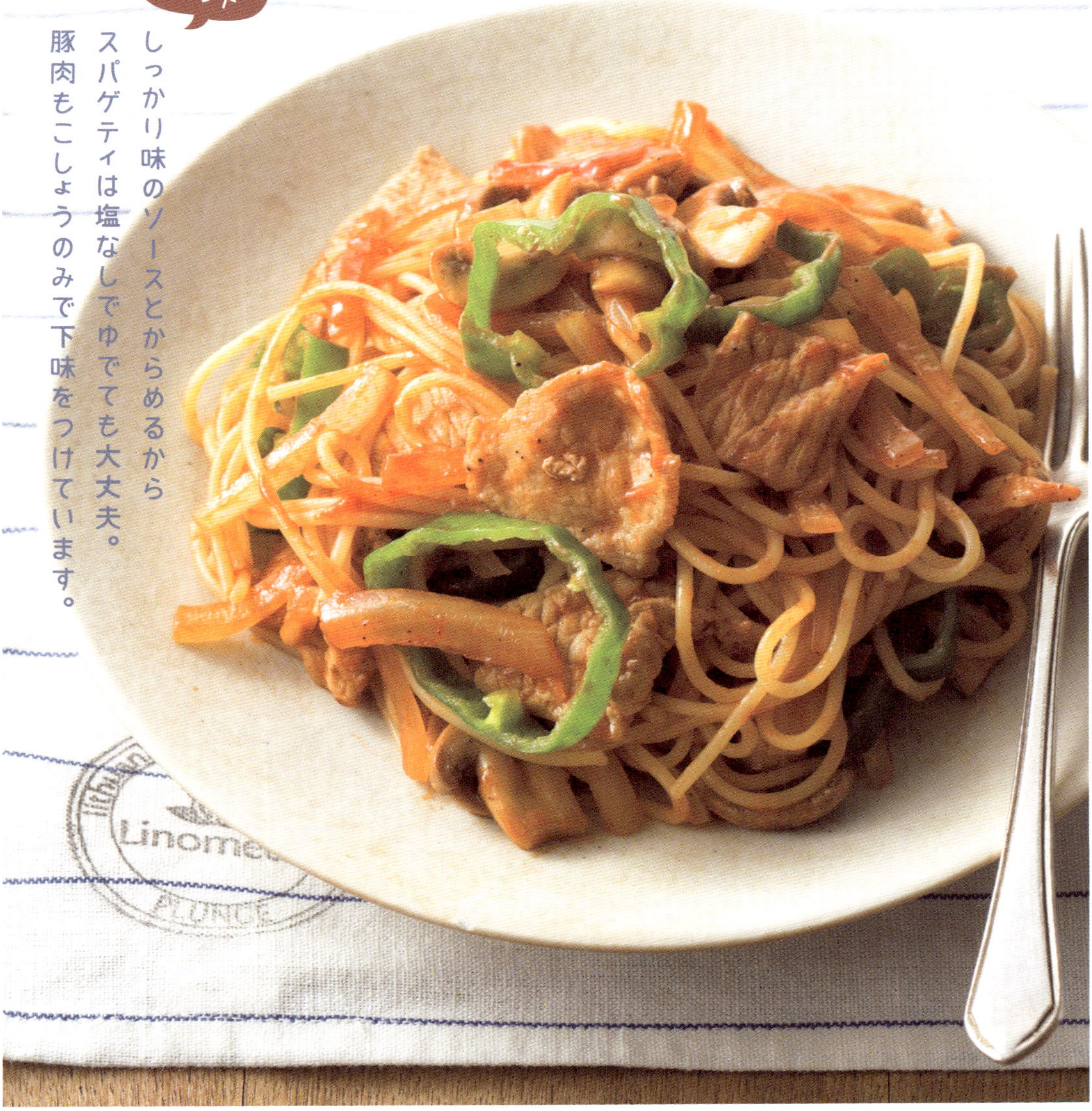

塩分とエネルギー量を考えた

おかずの組み合わせ例

この本で紹介したおかずや汁物を組み合わせて、減塩献立を作りましょう！
主食には塩分ゼロのごはんを合わせて、塩分1食2g以下をキープ。
どれも満足感のある献立なので、減塩ライフの参考にしてください。

しそ巻きチキンメンチカツの献立

1人分 647 kcal　塩分1.5g

しっかりと食べごたえのある献立です。これで塩分2g以下はうれしい！

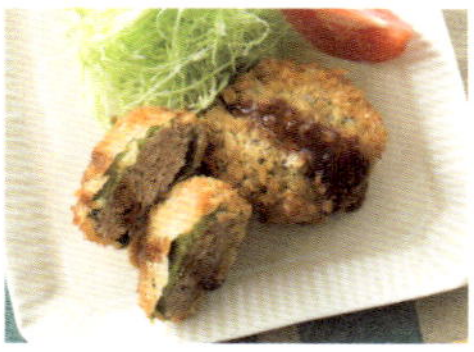

〈主菜〉
しそ巻きチキンメンチカツ
塩分0.8g
⇒P40参照

＋

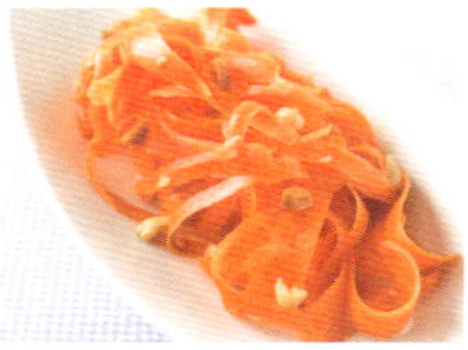

〈副菜〉
にんじんのピーラーサラダ
塩分0.3g
⇒P58参照

＋

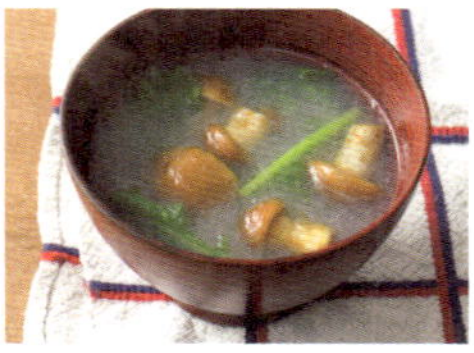

〈汁物〉
なめことかぶのおろし汁
塩分0.4g
⇒P70参照

＋

〈主食〉
ごはん(150g)
塩分0g

牛肉と焼きねぎの治部煮の献立

1人分 506 kcal　塩分1.7g

彩りもきれいで、味や栄養バランスのよい組み合わせです。

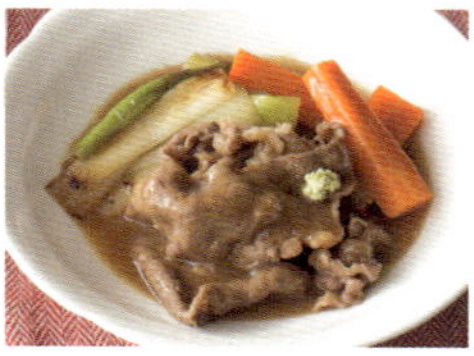

〈主菜〉
牛肉と焼きねぎの治部煮
塩分0.9g
⇒P41参照

＋

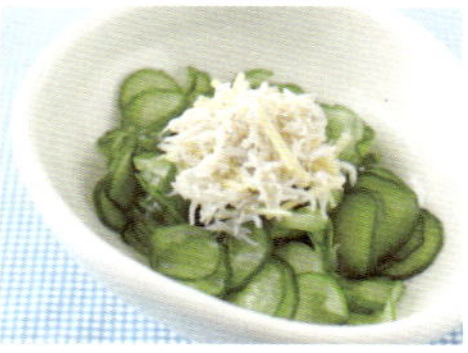

〈副菜〉
きゅうりの
しらすしょうが酢がけ
塩分0.4g
⇒P56参照

＋

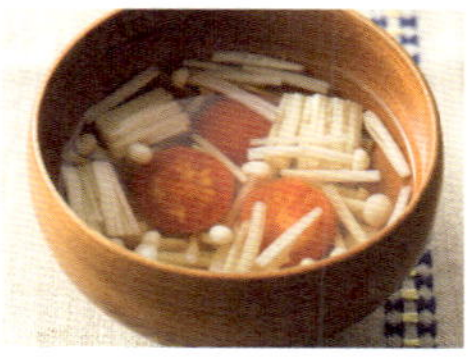

〈汁物〉
プチトマトと
えのきのすまし汁
塩分0.4g
⇒P19参照

＋

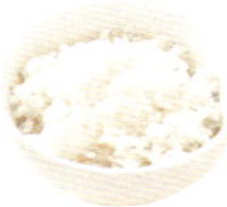

〈主食〉
ごはん(150g)
塩分0g

豚肉のタンドリー風串焼きの献立

1人分 606 kcal　塩分1.6g

スパイスをきかせた主菜で、ちょっとエスニック風の献立に。

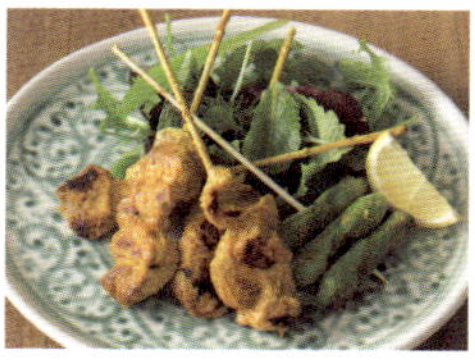

〈主菜〉
豚肉のタンドリー風串焼き
塩分0.8g
⇒P42参照

＋

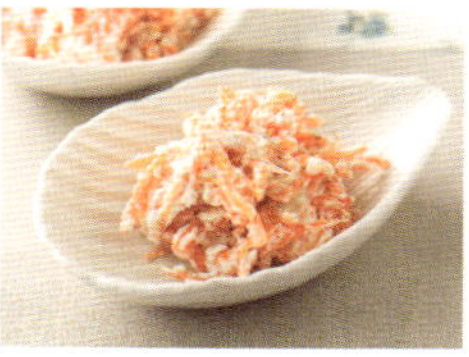

〈副菜〉
にんじんの洋風白あえ
塩分0.5g
⇒P50参照

＋

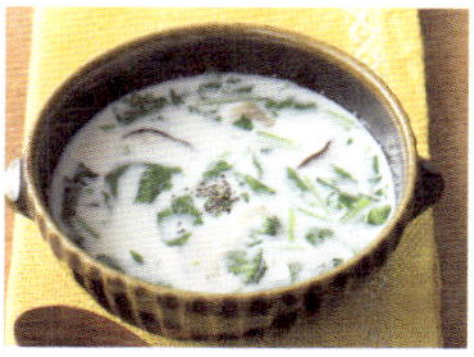

〈汁物〉
クレソンとエリンギのミルクスープ
塩分0.3g
⇒P71参照

＋

〈主食〉
ごはん(150g)
塩分0g

きのことかぶ、鶏肉の酒粕煮の献立

1人分 471 kcal　塩分1.7g

酒粕でコクを出した煮物には、すっきりとしたサンラータンを合わせて。

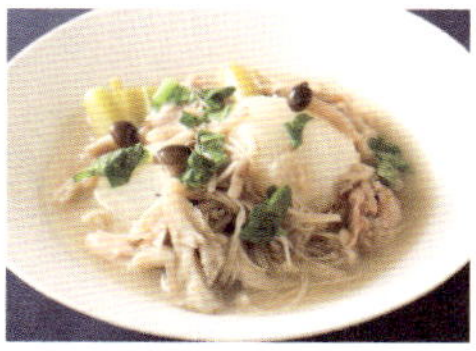

〈主菜〉
きのことかぶ、鶏肉の酒粕煮
塩分0.7g
⇒P44参照

＋

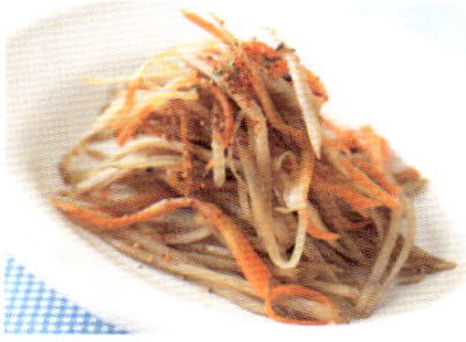

〈副菜〉
ごぼうとにんじんのきんぴら
塩分0.5g
⇒P55参照

＋

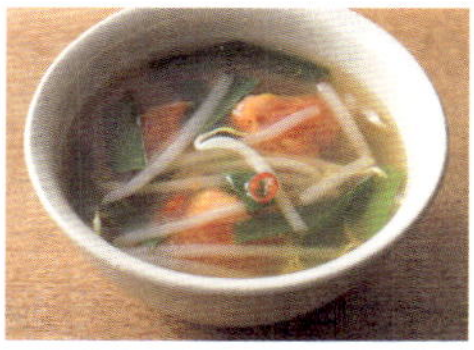

〈汁物〉
サンラータン
塩分0.5g
⇒P70参照

＋

〈主食〉
ごはん(150g)
塩分0g

鮭のエスカベーシュの献立

1人分 654 kcal　塩分1.3g

汁物を塩分ゼロの具だくさんスープにすれば、ヘルシーな低塩分の献立に。

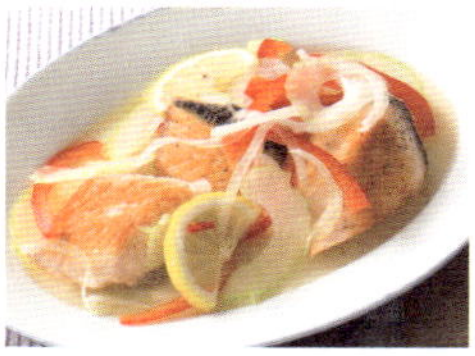

〈主菜〉
鮭のエスカベーシュ
塩分0.9g
⇒P45参照

＋

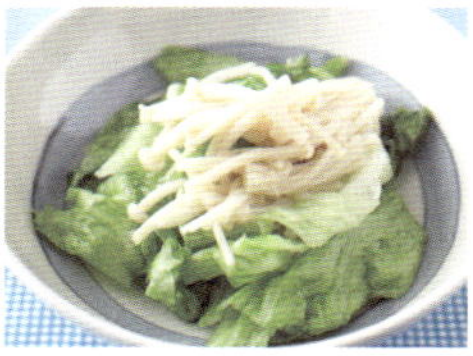

〈副菜〉
レタスのえのき酢がけ
塩分0.4g
⇒P56参照

＋

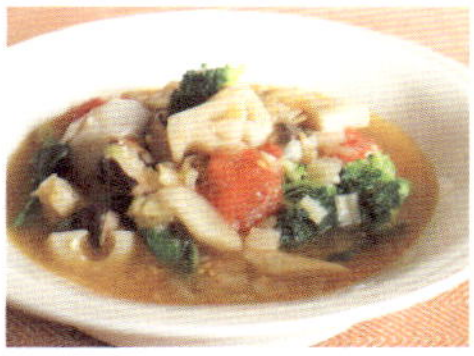

〈汁物〉
和風ミネストローネ
塩分0g
⇒P69参照

＋

〈主食〉
ごはん(150g)
塩分0g

あじのたたき　韓国風の献立

1人分 493 kcal　塩分1.7g

主菜がシンプルな場合は、ボリュームのある副菜を選ぶと満足感アップ。

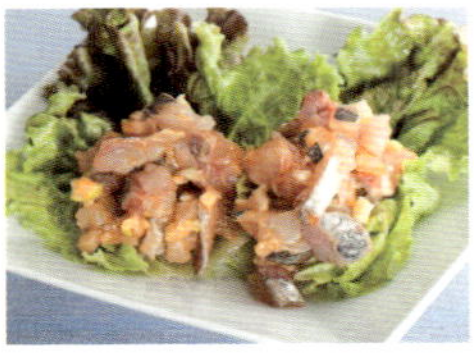

〈主菜〉
あじのたたき韓国風
塩分0.9g
⇒P46参照

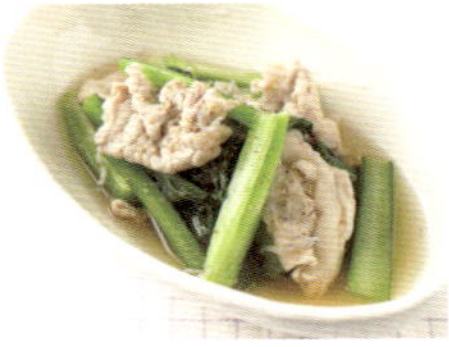

〈副菜〉
小松菜と豚肉の煮びたし
塩分0.4g
⇒P60参照

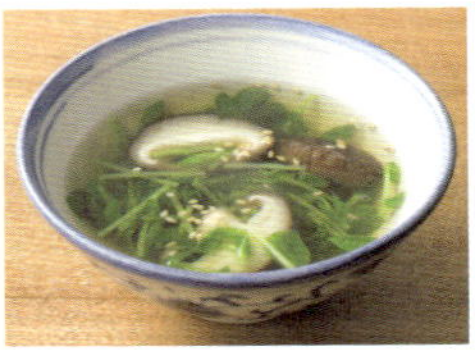

〈副菜〉
豆苗としいたけの中華スープ
塩分0.4g
⇒P19参照

〈主食〉
ごはん(150g)
塩分0g

いわしとパプリカの香味ホイル焼きの献立

1人分 480 kcal　塩分1.5g

魚料理に野菜たっぷりの副菜と汁物を合わせたヘルシーな献立です。

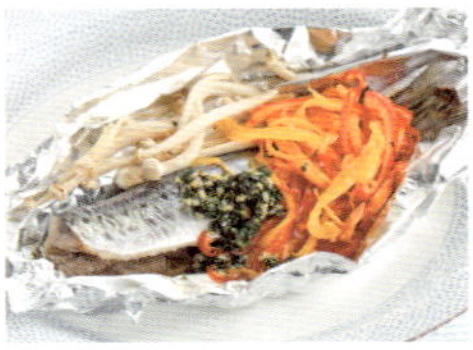

〈主菜〉
いわしとパプリカの香味ホイル焼き
塩分0.7g
⇒P47参照

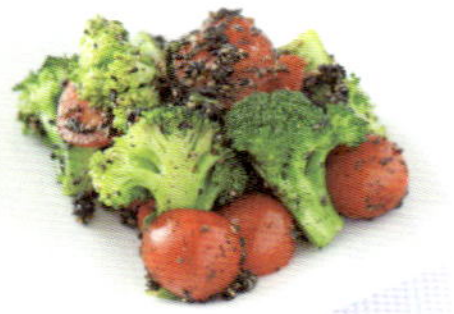

〈副菜〉
ブロッコリーとプチトマトのごまあえ
塩分0.4g
⇒P57参照

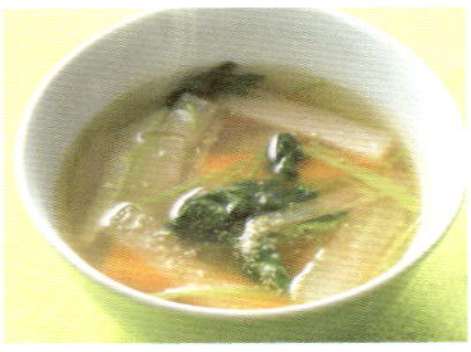

〈汁物〉
炒め野菜汁
塩分0.4g
⇒P23参照

〈主食〉
ごはん(150g)
塩分0g

さばのトマト煮の献立

1人分 598kcal　塩分1.1g

主菜に汁けがある場合などは、汁物をやめて副菜2品にしてもいいですね。

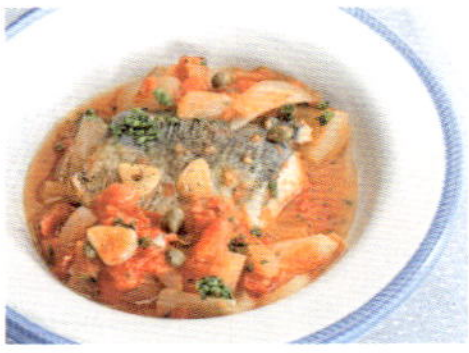

〈主菜〉
さばのトマト煮
塩分0.8g
⇒P49参照

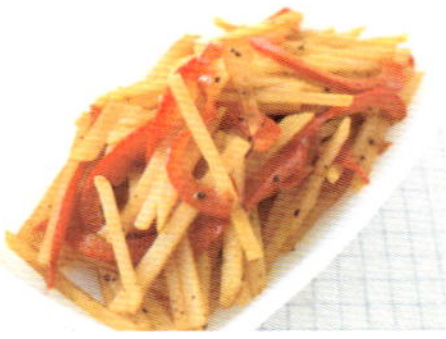

〈副菜〉
じゃがいもとパプリカのスパイシーきんぴら
塩分0.3g
⇒P55参照

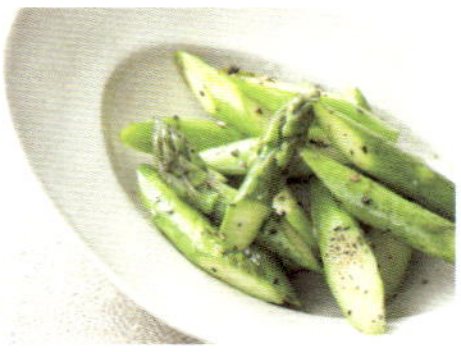

〈副菜〉
アスパラの黒こしょう炒め
塩分0g
⇒P65参照

〈主食〉
ごはん(150g)
塩分0g

春菊と桜えびのチャーハンの献立

1人分 437 kcal　塩分1.8g

主食の塩分が多いときは、塩分ゼロのお助けおかずを組み合わせましょう。

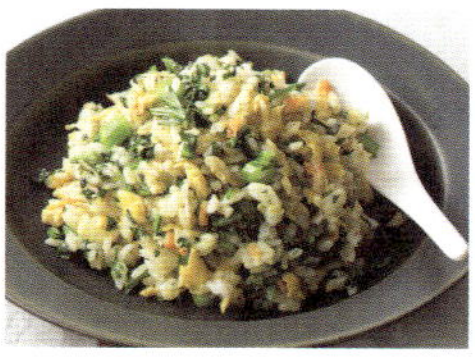

〈主食〉
春菊と桜えびのチャーハン
塩分1.4g
⇒P72参照

＋

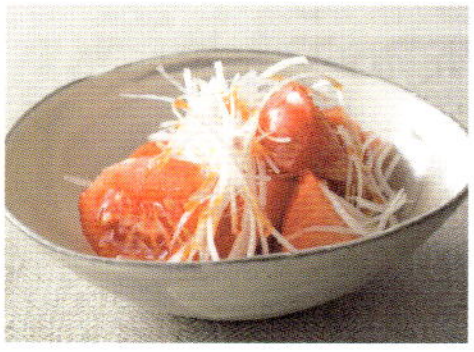

〈副菜〉
トマトのさらしねぎあえ
塩分0g
⇒P62参照

＋

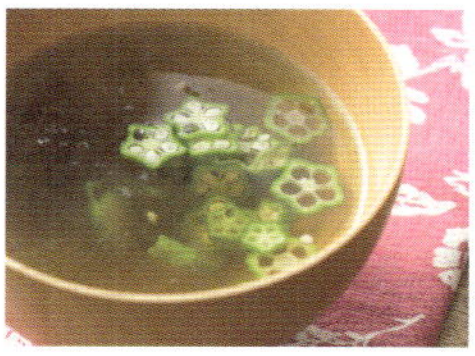

〈汁物〉
オクラとろろ昆布汁
塩分0.4g
⇒P71参照

えびときのこのタルティーヌの献立

1人分 405 kcal　塩分2.0g

パン食は塩分が高くなりがちなので、塩分ゼロのお助けおかずを活用して。

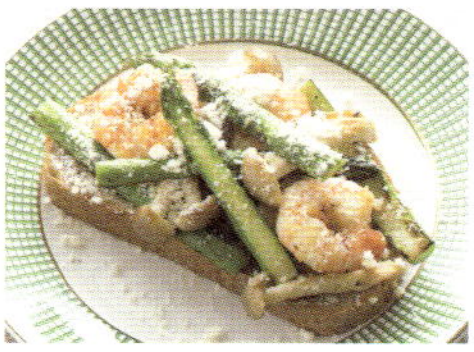

〈主食〉
えびときのこのタルティーヌ
塩分1.5g
⇒P78参照

＋

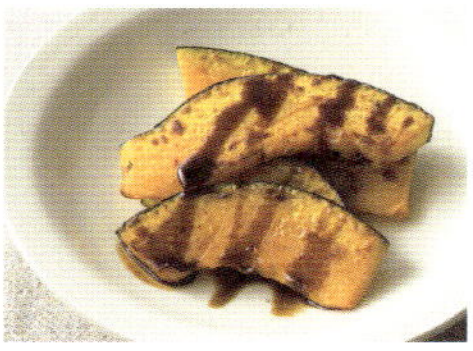

〈副菜〉
焼きかぼちゃのバルサミコ酢がけ
塩分0g
⇒P64参照

＋

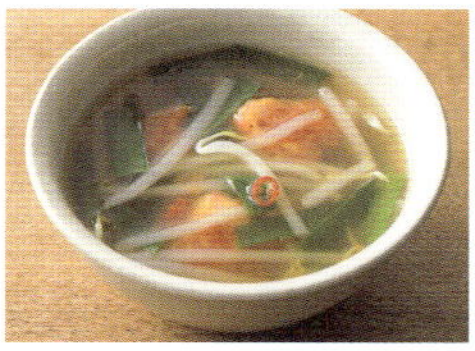

〈汁物〉
サンラータン
塩分0.5g
⇒P70参照

スパゲティ・ナポリタンの献立

1人分 517 kcal　塩分1.6g

主食にボリュームがあるときは、野菜の副菜1品だけにしても。

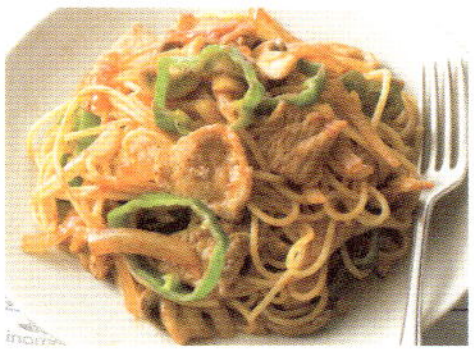

〈主食〉
スパゲティ・ナポリタン
塩分1.2g
⇒P79参照

＋

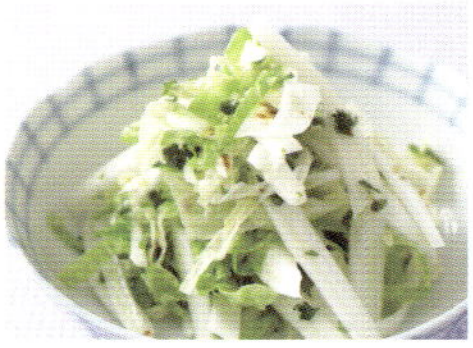

〈副菜〉
白菜のコールスロー風
塩分0.4g
⇒P59参照

{ 塩分を排出 }

カリウムがとれる野菜レシピ

ナトリウムを排出しやすくするカリウムは
減塩とともに、積極的な摂取を心がけたいもの。
水溶性なので、調理による損失に注意して。

蒸し野菜のごぼうソース添え

1人分 162 kcal 塩分 0.4g カリウム 994mg

材料・2人分

かぼちゃ……皮つきで175g
かぶ……2個（皮つきで200g）
ブロッコリー……1/4個（75g）
カリフラワー……1/4個（65g）
ごぼうソース（下記参照）……1/4カップ

作り方

1 かぼちゃは種とワタを除き、4〜6等分に切る。
2 かぶは葉柄を5cm残して葉を落とし、4つ割りにする。
3 ブロッコリーとカリフラワーは小房に分ける。
4 蒸気の上がった蒸し器に1を入れて7〜8分蒸し、2を加えてさらに3分、3を加えてさらに2分蒸す。器に盛り、ごぼうソースを添える。

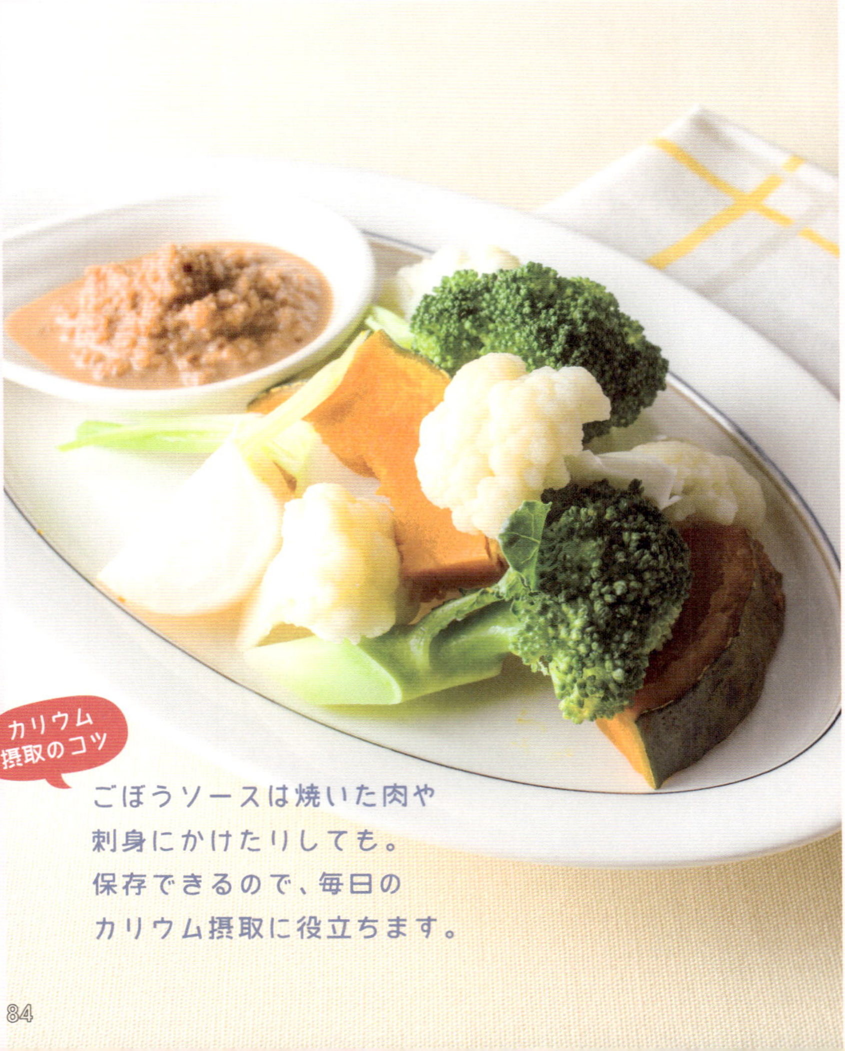

カリウム摂取のコツ

ごぼうソースは焼いた肉や
刺身にかけたりしても。
保存できるので、毎日の
カリウム摂取に役立ちます。

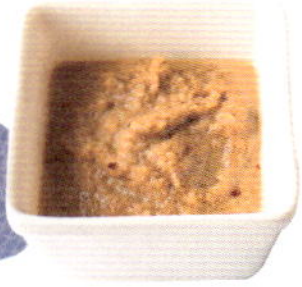

塩分 1.3g

ごぼうソース

1/2量 161 kcal カリウム 194mg

作り方・1/2カップ強

1 ごぼう1/2本（90g）は7〜8mm厚さの輪切りにする。フライパンにごま油大さじ2とともに入れて弱火にかけ、やわらかくなるまで7〜8分炒める。
2 赤唐辛子（小口切り）2本分を加えて炒め、香りが立ったら火を止め、そのまま冷ます。
3 ミキサーに移し、酢大さじ2、しょうゆ大さじ1、砂糖大さじ1/2を加えてなめらかになるまで攪拌する。

※冷蔵で約1週間保存できる。

カリウム摂取のコツ

野菜やパンなどにつけてもおいしいベジソース。
ストックしておけば、手軽にカリウムがとれます。

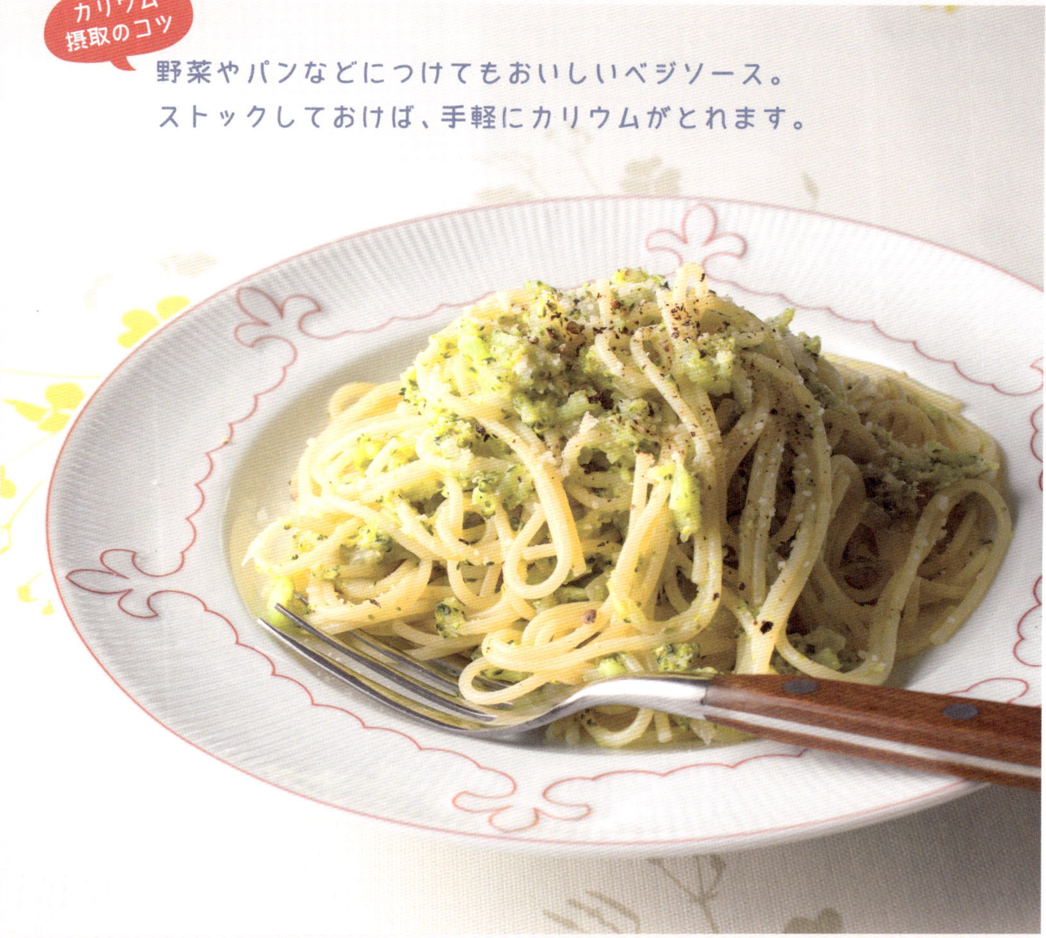

ブロッコリーのベジソースパスタ

1人分　471 kcal　塩分 2.4g　カリウム 658mg

材料・2人分

スパゲティ（乾麺）……160g
塩……大さじ1強
ブロッコリーのベジソース（右記参照）……1カップ
粉チーズ・粗びき黒こしょう……各少量

作り方

1 鍋に1.6ℓの湯を沸かし、塩を加える。スパゲティを袋の表示時間通りにゆでてざるに上げ、湯をきってボウルに入れる。
2 ブロッコリーのベジソースを加えてあえ、器に盛り、チーズとこしょうをふる。

ブロッコリーのベジソース

塩分 1.6g

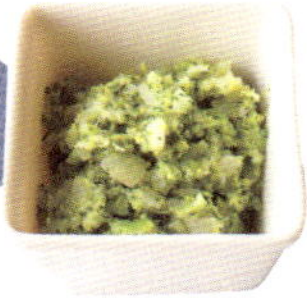

1/2量　183 kcal　カリウム 631mg

作り方・2カップ強

1 玉ねぎ1/2個（100g）は繊維に垂直に7～8mm幅に切る。ブロッコリー大1個（300g）は小房に分け、太い軸は1cm厚さの輪切り（または半月切りにする）。
2 にんにく1片はたたきつぶす。
3 鍋にオリーブオイル大さじ2と2を入れて弱火で熱し、香りが立ったら1を順に加えて炒める。
4 全体に油がまわったら水1カップ、塩小さじ1/2、こしょう少量を加えて煮立て、中火で約10分煮る。野菜がくたくたにやわらかくなったら火を止め、フォークでつぶす。

※冷蔵で3～4日保存できる。

大根の蒸し焼き

1人分 76 kcal　塩分1.1g　カリウム 661mg

材料・2人分

大根……12cm(皮つきで400g)
大根の葉……100g
A［水……2カップ
　 塩……小さじ1/3
オリーブオイル……大さじ1/2

作り方

1 大根は3cm厚さの輪切りにし、葉は小口切りにする。
2 鍋に大根を並べ、Aを加えてふたをし、水けがほとんどなくなるまで中火で蒸し煮にする。
3 ふたをとって水けを飛ばし、オリーブオイルを加えて大根の両面をこんがりと焼く。鍋のあいているところで葉を炒め、器に盛り合わせる。

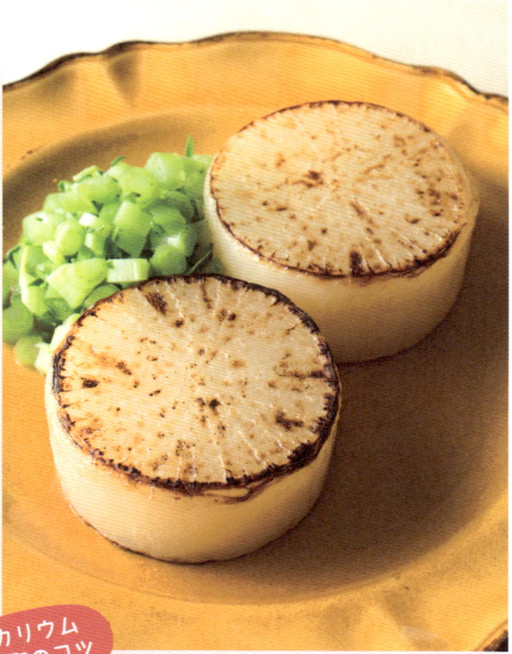

カリウム摂取のコツ

大根は水けがなくなるまで蒸し煮にすることで、カリウムを逃さずやわらかく仕上がります。

カリウム摂取のコツ

野菜は小さく切るとカリウムを損失しがちなので、大きく切るのもポイントです。

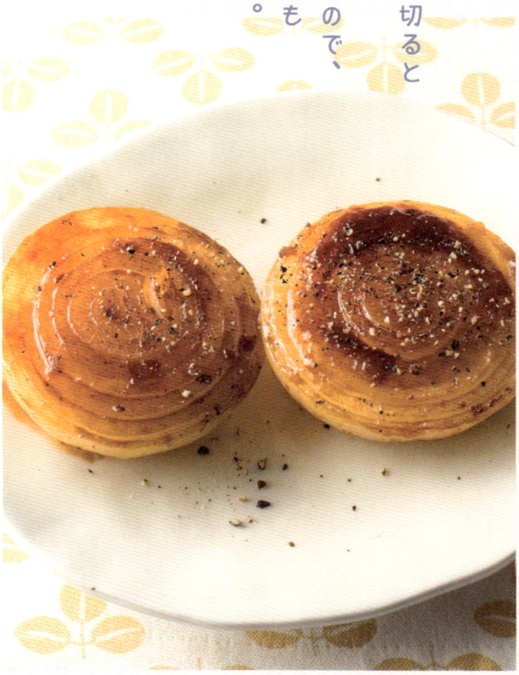

玉ねぎの照り焼き

1人分 123 kcal　塩分0.9g　カリウム 331mg

材料・2人分

玉ねぎ……2個(400g)
小麦粉……適量
サラダ油……大さじ1/2
A［しょうゆ……小さじ2
　 砂糖・酒・みりん……各小さじ1
粗びき黒こしょう……少量

作り方

1 玉ねぎは上下を平らに切り落として横半分に切り、切り口に小麦粉をまぶす。
2 フライパンにサラダ油を熱し、1を並べてふたをし、弱火で両面を10分ずつ、じっくりと焼く。
3 こんがりと焼き色がつき、火が通ってやわらかくなったらAを加えて混ぜ、煮からめる。器に盛り、こしょうをふる。

白菜と豚肉のゆず風味蒸し煮

1人分 127 kcal　塩分0.6g　カリウム487mg

材料・2人分×2回

白菜……1/4株（750g）
豚バラ薄切り肉……100g
A［酒・水……各大さじ2
　しょうゆ……小さじ2
　ゆずこしょう……小さじ1/2
ゆずの皮（刻む）……少量

作り方

1 白菜は5〜6cm長さに切ってから、太めのせん切りにする。豚肉は4〜5cm幅に切る。
2 鍋に白菜と豚肉を交互に半量ずつ重ね入れる。合わせたAをまわし入れ、ふたをして煮立て、中火にして6〜7分蒸し煮にする。
3 全体を混ぜ合わせ、蒸し汁ごと器に盛り、ゆずの皮を散らす。

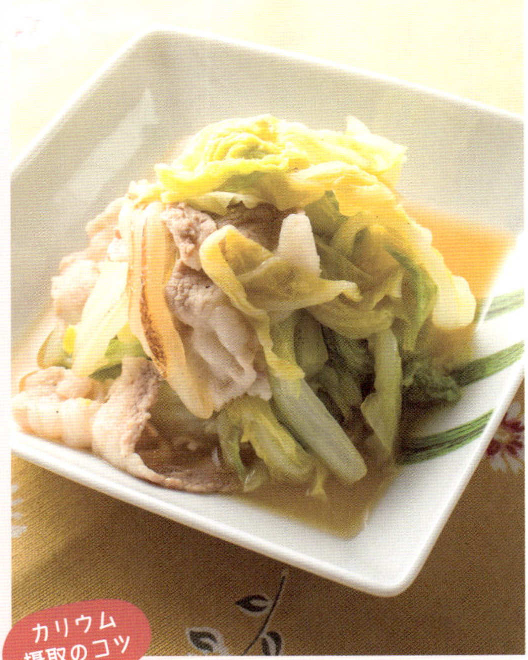

カリウム摂取のコツ
カリウムは水に溶け出しやすいので、ゆず風味の蒸し汁ごといただきましょう。

カリウム摂取のコツ
カリウムの損失を最小限にするためにごぼうは蒸し煮にしてから裂きます。

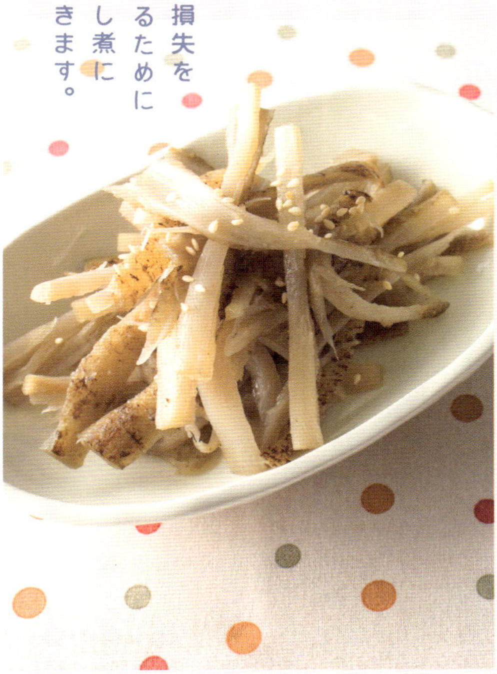

ごぼうのナムル風

1人分 80 kcal　塩分1.0g　カリウム290mg

材料・2人分

ごぼう……1本（180g）
A［水……1カップ
　塩……ミニスプーン1/2
B［ナンプラー・ごま油……各小さじ1
　おろしにんにく……少量
白いりごま……少量

作り方

1 ごぼうは5〜6cm長さに切る。
2 鍋に1とAを入れて火にかけ、煮立ったらふたをし、中火で水けがなくなるまで蒸し煮にする。
3 火を止め、あら熱がとれたらごぼうをたたき割って裂き、Bを加えてあえる。器に盛り、ごまをふる。

春菊とわかめのサラダ

1人分 38 kcal　塩分0.6g　カリウム 395mg

材料・2人分

春菊……3/4束（150g）
長ねぎ……1/2本（45g）
わかめ（塩蔵）……30g
A［酢……小さじ2
　しょうゆ・オリーブオイル……各小さじ1/2
　砂糖……小さじ1/3
　一味唐辛子……少量

作り方

1 春菊は葉を摘み、軸は斜め薄切りにする。長ねぎは縦半分に切って斜め薄切りにする。
2 わかめはよく洗い、水につけてもどし、水けを絞ってひと口大に切る。
3 ボウルに1と2を入れ、合わせたAをまわしかけてあえる。

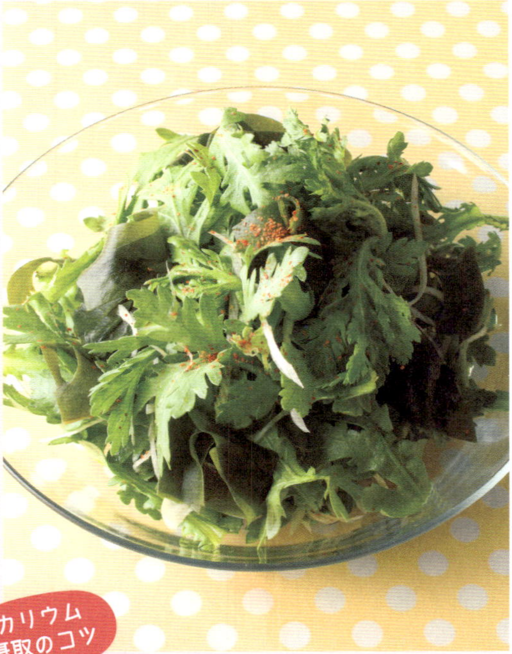

カリウム摂取のコツ

やわらかな春菊は
生のままいただくと、
カリウムを逃さず
しっかり摂取できます。

カリウム摂取のコツ

カリウムが溶け出た煮汁も
一緒にいただきましょう。
野菜の甘みを生かして薄味に。

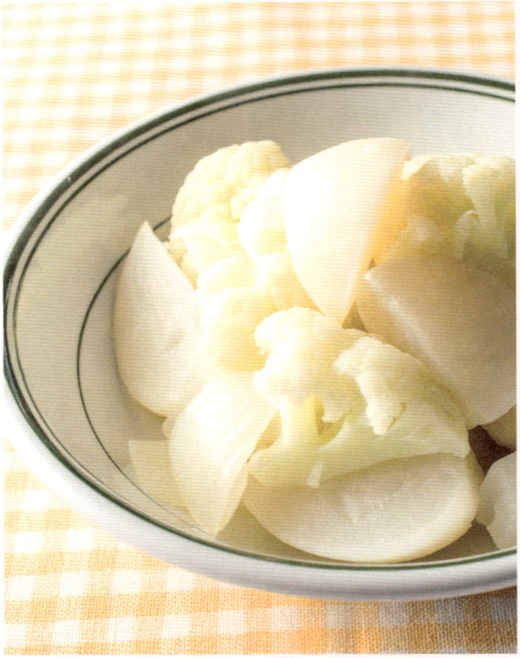

かぶとカリフラワーの炒め煮

1人分 78 kcal　塩分1.0g　カリウム 626mg

材料・2人分

かぶ……2個（皮つきで200g）
カリフラワー……小1/2個（125g）
玉ねぎ……1/2個（100g）
A［オリーブオイル……小さじ1
　にんにく（つぶす）……1片
B［酒……大さじ1
　塩……小さじ1/3
　水……大さじ3

作り方

1 かぶは6等分のくし形切りにし、カリフラワーは小房に分ける。玉ねぎは2cm幅のくし形切りにする。
2 鍋にAを入れて弱火で熱し、香りが立ったら1を加えて炒める。Bをふり入れてふたをし、汁けがなくなるまで6〜7分煮る。

和風コールスロー

1人分 50 kcal　塩分0.5g　カリウム 262mg

材料・2人分

キャベツ……4枚（200g）
A［レモン汁……大さじ1
　塩昆布……5g
　ごま油……小さじ1/2
　白いりごま……大さじ1/2

作り方

1 キャベツは細切りにしてボウルに入れ、Aを加えて混ぜ合わせる。

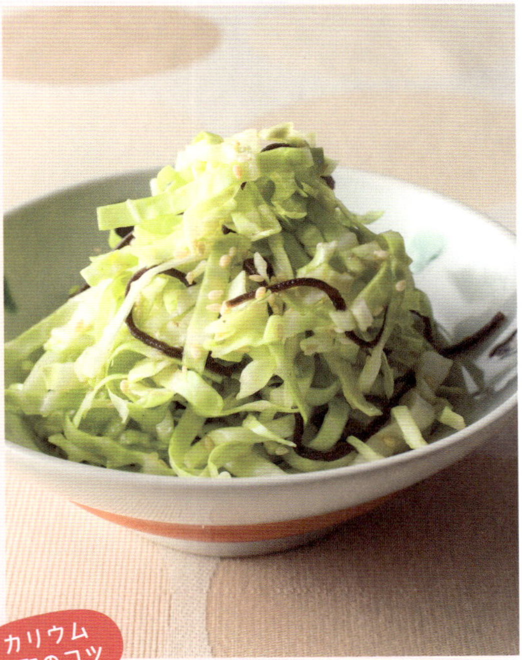

カリウム摂取のコツ
生のキャベツをレモンの酸味と塩昆布のうまみでたくさんいただきます！

カリウム摂取のコツ
赤と緑の彩りがきれいなサラダで、食欲もカリウムもぐんとアップ！

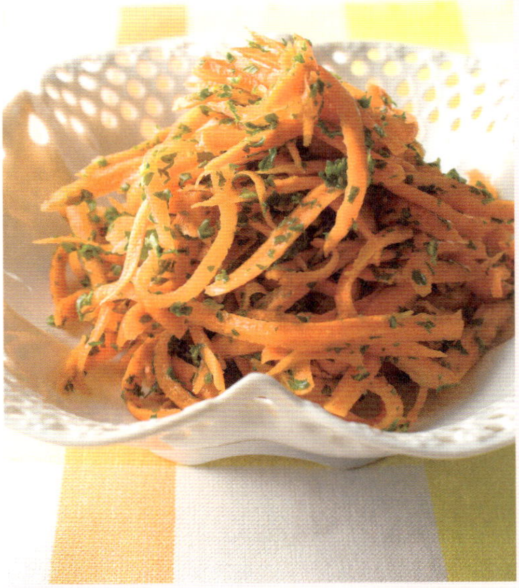

にんじんのパセリサラダ

1人分 77 kcal　塩分1.1g　カリウム 390mg

材料・2人分

にんじん……大1本（240g）
パセリ（みじん切り）……大さじ4
A［白ワインビネガー（または酢）……大さじ1/2
　玉ねぎ（すりおろし）……小さじ1
　塩……小さじ1/3
　こしょう……少量
　オリーブオイル……大さじ1/2

作り方

1 にんじんはせん切りにする。
2 ボウルに1とパセリを合わせ、Aを順に加えながらあえる。

ポタージュ5種

カリウム
摂取のコツ

やさしい味で食べやすいポタージュなら、
カリウムたっぷりの野菜を手軽にとれます。

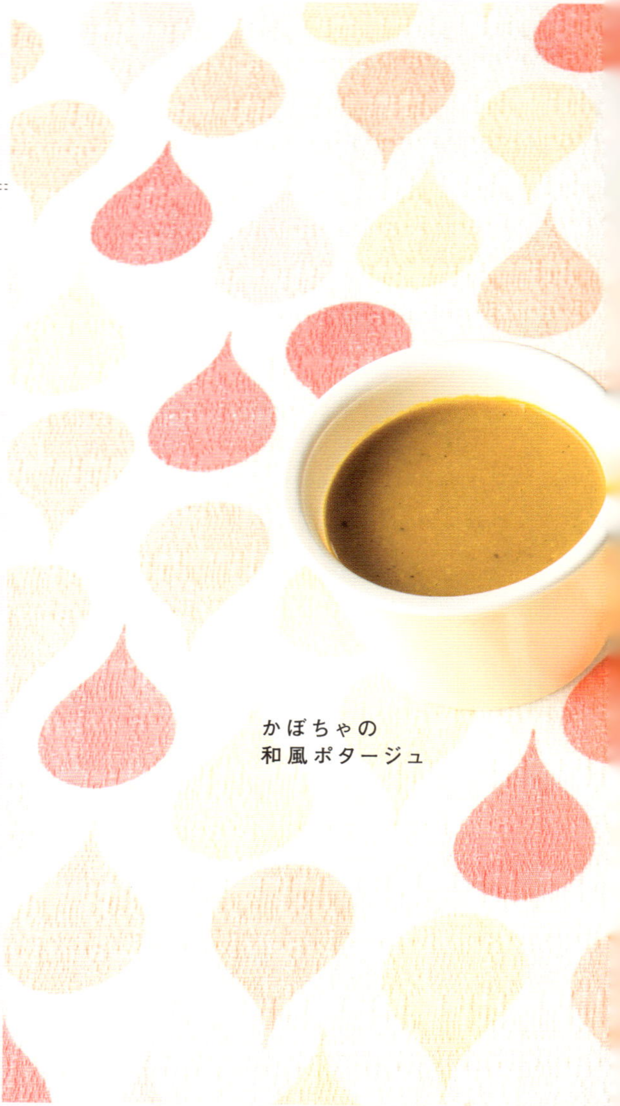

かぼちゃの
和風ポタージュ

かぼちゃの和風ポタージュ

1人分 119 kcal 塩分0.3g カリウム523mg

材料と作り方・2人分

1 かぼちゃ200g（皮つき）はひと口大に切り、ごはん30g、水1カップとともに鍋に入れて火にかけ、煮立ったら中火にして6〜7分煮る。火を止めてそのまま冷ます。

2 あら熱がとれたらミキサーでなめらかになるまで攪拌し、鍋に戻し入れる。だし汁1カップ、しょうゆ小さじ1/2を加え混ぜ、温める。

カリフラワーのミルクポタージュ

1人分 129 kcal 塩分0.7g カリウム421mg

材料と作り方・2人分

1 カリフラワー小1/2個（125g）は小房に分け、ごはん50g、水1カップとともに鍋に入れて火にかけ、煮立ったら中火にして6〜7分煮る。火を止めてそのまま冷ます。

2 あら熱がとれたらミキサーでなめらかになるまで攪拌し、鍋に戻し入れる。牛乳1カップ、塩ミニスプーン1、こしょう少量を加え混ぜ、温める。

にんじんの梅ポタージュ

1人分 84 kcal 塩分0.9g カリウム441mg

材料と作り方・2人分

1 にんじん1本（皮つきで200g）は1cm厚さの半月切りにし、梅干し1個（8g）は種を除いてちぎる。にんじんとごはん50g、水1カップを鍋に入れて火にかけ、煮立ったら中火にして6〜7分煮る。火を止めてそのまま冷ます。

2 あら熱がとれたらミキサーに入れ、梅干しを加えてなめらかになるまで攪拌し、鍋に戻し入れる。昆布のだし汁を1カップ加え混ぜ、温める。

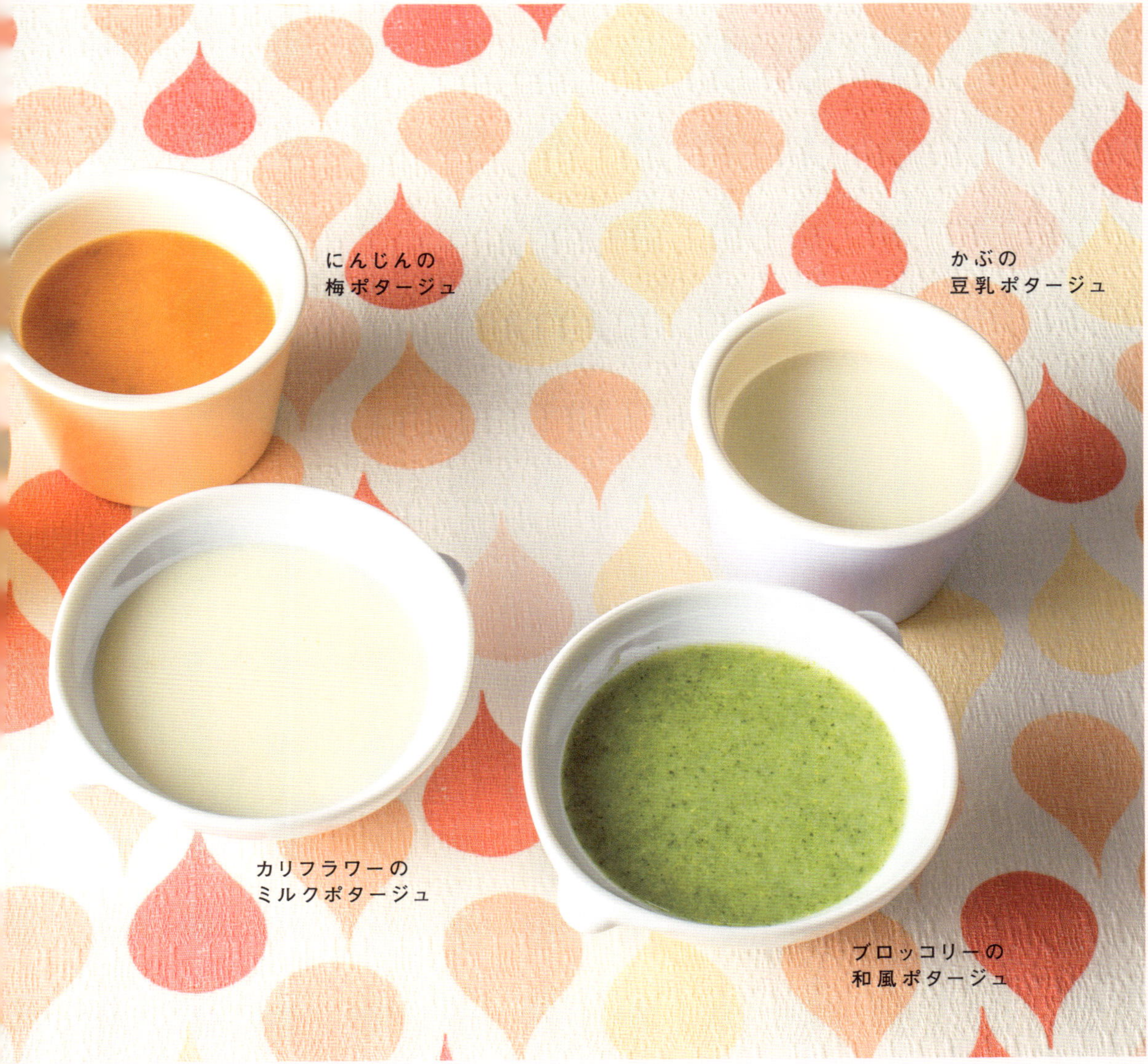
にんじんの
梅ポタージュ
かぶの
豆乳ポタージュ
カリフラワーの
ミルクポタージュ
ブロッコリーの
和風ポタージュ

かぶの豆乳ポタージュ

1人分 119 kcal 塩分0.6g カリウム624mg

材料と作り方・2人分

1 かぶ3個（皮つきで300g）は8つ割りにし、ごはん50g、水1カップとともに鍋に入れて火にかけ、煮立ったら中火にして6〜7分煮る。火を止めてそのまま冷ます。

2 あら熱がとれたらミキサーでなめらかになるまで攪拌し、鍋に戻し入れる。無調整豆乳1カップ、塩ミニスプーン1を加え混ぜ、温める。

ブロッコリーの和風ポタージュ

1人分 69 kcal 塩分0.7g カリウム341mg

材料と作り方・2人分

1 ブロッコリー大1/2個（150g）は小房に分け、ごはん50g、水1カップとともに鍋に入れて火にかけ、煮立ったら中火にして6〜7分煮る。火を止めてそのまま冷ます。

2 あら熱がとれたらミキサーでなめらかになるまで攪拌し、鍋に戻し入れる。だし汁1カップと塩ミニスプーン1を加え混ぜ、温める。

栄養価一覧

1人分（1回分）あたりの成分値です。『日本食品標準成分表2010』（文部科学省）に基づいて算出しています。
同書に記載のない食品は、それに近い食品（代用品）の数値で算出しました。
市販品は、メーカーから公表された成分値のみ合計しています。

塩分2.0g以下 ≫人気メニューの減塩献立

	掲載 (ページ)	エネルギー (kcal)	たんぱく質 (g)	脂質 (g)	炭水化物 (g)	カリウム (mg)	カルシウム (mg)	鉄 (mg)	ビタミンA（レチノール当量） (μg)	ビタミンB_1 (mg)	ビタミンB_2 (mg)	ビタミンC (mg)	コレステロール (mg)	食物繊維：総量 (g)	食塩相当量 (g)
【鶏のから揚げの献立】															
鶏のから揚げ	16	192	19.7	8.1	9.0	489	24	1.1	33	0.11	0.25	41	92	1.6	0.8
ほうれん草とコーンのナムル	18	43	2.1	1.7	5.8	407	30	1.2	177	0.08	0.12	19	0	2.0	0.5
プチトマトとえのきのすまし汁	19	12	1.1	0.1	3.1	193	6	0.3	12	0.07	0.06	5	0	1.0	0.4
ごはん（白米）	16	252	3.8	0.5	55.7	44	5	0.2	0	0.03	0.02	0	0	0.5	0
献立合計		499	26.7	10.4	73.6	1133	65	2.8	222	0.29	0.45	65	92	5.1	1.7
【副菜・汁物アレンジ】															
キャベツの粒マスタード煮	18	34	1.5	1.2	5.3	167	41	0.4	3	0.05	0.03	31	0	1.4	0.5
豆苗としいたけの中華スープ	19	13	1.6	0.3	1.8	81	8	0.3	98	0.07	0.09	19	0	1.1	0.4
【豚のしょうが焼きの献立】															
豚のしょうが焼き	20	272	16.9	18.5	7.5	399	32	0.6	16	0.58	0.15	22	49	1.2	1.0
トマトとスナップえんどうのマヨしょうゆ	22	54	2	2.5	7.2	232	26	0.4	48	0.08	0.06	24	5	1.5	0.5
セロリのカレーみそ汁	23	13	1.1	0.2	2.1	216	19	0.2	1	0.02	0.02	2	0	0.6	0.5
五穀米ごはん	20	254	4.5	0.8	54.9	67	5	0.6	0	0.06	0.02	0	0	0.9	0
献立合計		593	24.5	22.0	71.7	914	82	1.8	65	0.74	0.25	48	54	4.2	2.0
【副菜・汁物アレンジ】															
いんげんとかぼちゃのピリ辛煮	22	85	2.4	0.3	19.2	462	28	0.6	264	0.08	0.11	35	0	3.4	0.5
炒め野菜汁	23	24	0.8	1	3.1	203	17	0.2	75	0.03	0.03	4	0	0.8	0.4
【ハンバーグの献立】															
ハンバーグのトマト煮込み	24	366	25.6	21.4	19.0	1250	70	3.4	143	0.46	0.55	81	123	5.6	0.9
白菜のラー油あえ	24	28	0.5	2.1	2.2	143	26	0.2	6	0.02	0.02	11	0	0.9	0
春菊の豆乳ポタージュ	24	76	3.3	4.5	6.0	370	75	1.6	222	0.07	0.09	12	9	2.1	0.4
ロールパン	24	190	6.1	5.4	29.2	66	26	0.4	1	0.06	0.04	0	0	1.2	0.7
献立合計		660	35.5	33.4	56.4	1829	197	5.6	372	0.61	0.70	104	132	9.8	2.0
【カレーライスの献立】															
和風カレー	26	557	30.3	14.7	74.4	1186	148	2.6	215	1.09	0.57	9	90	6.3	1.8
りんごの紅茶コンポート	26	79	0.3	0.1	21.1	107	9	0.1	2	0.02	0.02	11	0	1.6	0
献立合計		636	30.6	14.8	95.5	1293	157	2.7	217	1.11	0.59	20	90	7.9	1.8

	掲載	エネルギー	たんぱく質	脂質	炭水化物	カリウム	カルシウム	鉄	ビタミンA（レチノール当量）	ビタミンB1	ビタミンB2	ビタミンC	コレステロール	食物繊維：総量	食塩相当量
	(ページ)	(kcal)	(g)	(g)	(g)	(mg)	(mg)	(mg)	(μg)	(mg)	(mg)	(mg)	(mg)	(g)	(g)
塩分2.0g以下 ≫人気メニューの減塩献立															
【焼きそばの献立】															
あんかけ焼きそば	28	477	22.5	14.6	61.5	672	68	1.6	148	0.64	0.24	28	40	5.6	1.8
焼きエリンギの唐辛子あえ	28	30	4.4	0.6	7.7	482	2	0.5	4	0.15	0.29	0	2	4.3	0
プレーンヨーグルト	28	43	2.5	2.1	3.4	119	84	0	23	0.03	0.10	1	8	0	0.1
献立合計		550	29.4	17.3	72.6	1273	154	2.1	175	0.82	0.63	29	50	9.9	1.9
【焼きギョウザの献立】															
野菜たっぷり焼きギョウザ	30	272	12.2	11.7	27.9	389	52	1.2	86	0.32	0.16	27	31	2.8	1.3
焼き長いもの黒酢あえ	30	60	1.1	2.2	9.0	221	9	0.2	0	0.05	0.01	3	0	0.5	0
もやしと香菜のにんにくスープ	30	21	1.5	0.5	2.7	96	17	0.5	19	0.04	0.04	7	0	0.9	0.6
ごはん（白米）	30	252	3.8	0.5	55.7	44	5	0.2	0	0.03	0.02	0	0	0.5	0
献立合計		605	18.6	14.9	95.3	750	83	2.1	105	0.44	0.23	37	31	4.7	1.9
【親子丼の献立】															
ほたて入り親子丼	32	597	35.2	19.2	67.9	731	84	2.5	162	0.18	0.62	7	414	3.9	1.7
かぶのレモン浅漬け	32	22	0.7	0.1	5.1	219	44	0.4	23	0.03	0.04	27	0	1.4	0
いちご	32	34	0.9	0.1	8.5	170	17	0.3	1	0.03	0.02	62	0	1.4	0
献立合計		653	36.8	19.4	81.5	1120	145	3.2	186	0.24	0.68	96	414	6.7	1.7
【ぶりの照り焼きの献立】															
ぶりの照り焼き	34	284	18.4	18.2	10.4	565	27	1.4	43	0.21	0.32	13	58	1.3	1.0
せりのごまあえ	34	58	2.4	4.5	3.3	326	80	1.6	120	0.05	0.11	15	0	2.4	0
れんこんのすりおろし汁	34	57	2.6	0.2	13.4	488	23	0.7	170	0.14	0.08	25	0	2.6	0.9
雑穀ごはん	34	256	4.8	1.3	54.7	79	17	0.8	0	0.08	0.02	0	0	1	0
献立合計		655	28.2	24.2	81.8	1458	147	4.5	333	0.48	0.53	53	58	7.3	1.9
塩分1.0g以下 ≫ボリュームおかず															
しそ巻きチキンメンチカツ	40	314	21.8	16.8	17	462	64	1.9	109	0.15	0.3	26	147	2.1	0.8
牛肉と焼きねぎの治部煮	41	227	16.8	12.7	10.4	528	32	1.4	207	0.11	0.21	7	56	1.7	0.9
豚肉のタンドリー風串焼き	42	179	24.8	5.3	6.7	608	76	1.9	35	1.03	0.35	24	68	2.1	0.8
豚肉とりんごのソテー ブルーチーズソース	43	267	14.8	18.0	10.1	345	48	0.4	43	0.51	0.15	7	47	1.2	0.3
きのことかぶ、鶏肉の酒粕煮	44	136	11.2	7.4	8.4	576	21	0.9	20	0.22	0.29	17	49	3.8	0.7
鮭のエスカベーシュ	45	179	18.6	7.5	8.3	436	32	0.7	24	0.15	0.21	39	47	1.3	0.9
あじのたたき 韓国風	46	133	15.9	3.7	8.4	530	61	1.6	109	0.13	0.20	12	54	1.4	0.9
いわしとパプリカの香味ホイル焼き	47	153	12.3	8.8	6.6	397	50	1.6	64	0.11	0.29	84	36	2.0	0.7
ぶりのペッパーソテー	48	297	22.1	19.7	4.7	572	24	1.5	50	0.25	0.39	15	72	1.0	1.0
さばのトマト煮	49	242	18.8	11.0	17.3	747	42	1.5	87	0.23	0.27	31	52	3.3	0.8

区分	料理名	掲載 (ページ)	エネルギー (kcal)	たんぱく質 (g)	脂質 (g)	炭水化物 (g)	カリウム (mg)	カルシウム (mg)	鉄 (mg)	ビタミンA（レチノール当量） (µg)	ビタミンB_1 (mg)	ビタミンB_2 (mg)	ビタミンC (mg)	コレステロール (mg)	食物繊維：総量 (g)	食塩相当量 (g)
塩分0.5g以下 野菜のサブおかず	にんじんの洋風白あえ	50	107	6.3	4.9	10.2	296	131	1.1	516	0.08	0.08	3	3	2.8	0.5
	カリフラワーのインド風サラダ（1/4量）	51	148	4.7	7.3	17.0	424	47	0.7	9	0.08	0.12	65	2	3.1	0.2
	半熟卵のトルコ風	51	264	8.2	20.2	10.9	335	65	1.1	138	0.09	0.28	19	235	0.7	0.4
	塩辛の冬野菜ラタトゥイユ	52	119	2.1	3.4	21.1	578	39	0.7	191	0.1	0.06	37	6	3.5	0.2
	焼き野菜のバーニャカウダ風	52	136	5.0	1.7	26.7	842	83	1.0	22	0.15	0.09	39	15	5.5	0.5
	かぼちゃサラダ（1/4量）	53	179	3.5	3.6	34.0	648	40	1.1	414	0.14	0.13	61	0	5.4	0.3
	カリフラワーと玉ねぎのみそマヨあえ	54	46	2.0	2.3	5.2	250	19	0.4	3	0.04	0.06	43	5	1.9	0.3
	じゃがいもとパプリカのスパイシーきんぴら	55	77	1.3	3.1	11.2	262	6	0.4	18	0.06	0.05	52	0	1.1	0.3
	ごぼうとにんじんのきんぴら	55	57	1.0	2.1	9.4	167	22	0.3	85	0.03	0.03	2	0	2.5	0.5
	レタスのえのき酢がけ	56	17	0.8	0.1	4.4	159	9	0.4	9	0.07	0.05	2	0	1.3	0.4
	きゅうりのしらすしょうが酢がけ	56	15	1.1	0.1	2.6	115	19	0.2	18	0.02	0.02	7	6	0.6	0.4
	ブロッコリーとプチトマトのごまあえ	57	51	2.7	2.6	5.7	221	70	0.9	44	0.09	0.09	46	0	2.3	0.4
	にんじんのピーラーサラダ	58	62	1.4	4.0	5.4	167	16	0.2	340	0.03	0.02	2	0	1.5	0.3
	白菜のコールスロー風	59	31	0.8	2.0	2.9	182	38	0.3	15	0.03	0.03	16	0	1.1	0.4
	大根と水菜のサラダ	59	41	0.8	3.1	2.9	168	50	0.5	22	0.02	0.03	14	0	1.0	0.4
	小松菜と豚肉の煮びたし	60	95	7.8	6.0	2.4	411	117	1.8	164	0.27	0.12	24	28	1.1	0.4
	水菜と桜えびの煮びたし	60	23	2.5	0.1	4.1	271	146	1.1	55	0.04	0.08	28	14	1.5	0.4
	キャベツと油揚げの煮びたし	61	55	3.5	2.6	5.8	174	57	0.6	3	0.03	0.03	31	2	1.4	0.5
塩分0g お助けおかず	トマトのさらしねぎあえ	62	17	0.6	0.2	4.1	171	8	0.2	34	0.04	0.02	12	0	0.9	0
	きゅうりの青じそ酢あえ	63	10	0.6	0.1	2	110	18	0.2	32	0.02	0.02	8	0	0.7	0
	焼ききのこのすだちだしあえ	63	16	2.8	0.5	3.3	261	9	0.4	2	0.17	0.33	8	0	2.7	0
	チンゲン菜のねぎ油がけ	64	35	0.4	3.1	1.8	150	54	0.6	85	0.02	0.04	13	0	0.8	0
	焼きかぼちゃのバルサミコ酢がけ	64	86	1.4	1.2	17.8	344	12	0.4	248	0.05	0.07	32	0	2.6	0
	アスパラの黒こしょう炒め	65	27	1.3	1.8	2	137	10	0.4	31	0.07	0.08	8	4	0.9	0
	さつまいものごま炒め	65	93	0.8	2.5	17.2	238	29	0.4	1	0.06	0.02	15	0	1.2	0
塩分0.5g以下 スープ・汁物	豚肉とひじき、れんこんのスープ	68	305	17.1	20.1	16.1	955	195	5.8	69	0.61	0.31	28	52	5.9	0.3
	和風ミネストローネ	69	206	4.3	12.5	22.1	829	63	1.1	63	0.19	0.18	81	2	6.9	0
	サンラータン	70	26	0.8	1.1	3.6	91	7	0.2	24	0.02	0.03	5	0	0.6	0.5
	なめことかぶのおろし汁	70	19	1.2	0.1	4.6	266	28	0.4	12	0.05	0.06	12	0	1.6	0.4
	オクラとろろ昆布汁	71	7	0.7	0	1.3	129	15	0.1	5	0.02	0.02	1	0	0.5	0.4
	クレソンとエリンギのミルクスープ	71	68	4.8	3.2	8.2	414	108	0.4	75	0.12	0.3	6	9	2.7	0.3

		掲載	エネルギー	たんぱく質	脂質	炭水化物	カリウム	カルシウム	鉄	ビタミンA（レチノール当量）	ビタミンB1	ビタミンB2	ビタミンC	コレステロール	食物繊維：総量	食塩相当量
		(ページ)	(kcal)	(g)	(g)	(g)	(mg)	(mg)	(mg)	(μg)	(mg)	(mg)	(mg)	(mg)	(g)	(g)
塩分1.5g以下 ≫ごはん・麺・パン	春菊と桜えびのチャーハン	72	413	13	12.4	59.3	397	128	2.1	273	0.12	0.34	11	242	2.3	1.4
	カレーピラフ	73	445	17.2	11.9	63.7	528	43	1.4	156	0.61	0.17	6	54	2.6	1.3
	水菜とみょうがの梅味ごはん	74	258	4.3	0.5	57	164	50	0.6	22	0.05	0.05	11	0	1.3	0.4
	薬味たっぷりはまちの刺身丼	74	465	20.0	14.4	59.6	436	41	1.2	67	0.19	0.21	19	54	1.5	1.0
	鶏ささみと菜の花の昆布じめちらし	75	518	17.3	13.0	83.8	727	121	2.3	80	0.25	0.30	28	132	4.7	1.0
	豚しゃぶごまだれそば	76	395	20.5	16.4	40.4	413	88	3.3	31	0.48	0.2	13	35	3.7	1.4
	フォー風汁ビーフン	77	459	22.8	10.2	66.3	489	39	1.2	27	0.15	0.16	22	60	3.4	1.2
	チキンとアボカドのサンドイッチ	78	569	25.1	30.9	48.2	822	51	1.6	51	0.21	0.24	14	73	5.5	1.5
	えびときのこのタルティーヌ	78	293	25.1	5.9	36	591	119	1.5	21	0.28	0.21	9	138	5.6	1.5
	スパゲティ・ナポリタン	79	486	22.6	12.1	68.6	724	33	2.0	82	0.67	0.26	30	47	4.4	1.2
塩分を排出 ≫カリウムがとれる野菜レシピ	ごぼうソース（1/2量）	84	161	1.6	12.1	10.7	194	24	0.5	8	0.03	0.04	2	0	2.8	1.3
	蒸し野菜のごぼうソース添え	84	162	5.4	3.6	29.2	994	66	1.4	317	0.17	0.23	128	0	8.0	0.4
	ブロッコリーのベジソース（1/2量）	85	183	7.1	12.8	13	631	69	1.7	102	0.23	0.31	184	1	7.5	1.6
	ブロッコリーのベジソースパスタ	85	471	17.2	14.6	67.7	658	86	2.9	103	0.33	0.37	184	1	10.4	2.4
	大根の蒸し焼き	86	76	2.1	3.3	10.9	661	178	2.0	165	0.09	0.1	51	0	4.8	1.1
	玉ねぎの照り焼き	86	123	2.6	3.2	22.5	331	46	0.6	0	0.07	0.03	16	2	3.2	0.9
	白菜と豚肉のゆず風味蒸し煮	87	127	5.3	8.8	7.0	487	82	0.8	18	0.19	0.09	36	18	2.5	0.6
	ごぼうのナムル風	87	80	2.1	2.2	14	290	43	0.6	0	0.05	0.04	3	0	5.2	1.0
	春菊とわかめのサラダ	88	38	2.2	1.3	5.8	395	104	1.4	289	0.09	0.13	17	0	3.3	0.6
	かぶとカリフラワーの炒め煮	88	78	3.2	2.2	13.3	626	50	0.8	2	0.09	0.11	74	1	4.3	1.0
	和風コールスロー	89	50	2.2	2.4	7.2	262	78	0.6	5	0.06	0.04	45	0	2.4	0.5
	にんじんのパセリサラダ	89	77	1.0	3.2	11.6	390	51	0.7	854	0.06	0.06	12	0	3.4	1.1
	かぼちゃの和風ポタージュ	90	119	2.7	0.3	26.6	523	19	0.5	330	0.08	0.10	43	0	3.5	0.3
	カリフラワーのミルクポタージュ	90	129	5.9	4.1	17.6	421	130	0.4	40	0.08	0.23	52	12	1.9	0.7
	にんじんの梅ポタージュ	90	84	1.4	0.2	19.6	441	34	0.3	760	0.06	0.04	4	0	2.9	0.9
	かぶの豆乳ポタージュ	91	119	5.4	2.3	19.4	624	52	1.7	0	0.08	0.07	29	0	2.5	0.6
	ブロッコリーの和風ポタージュ	91	69	4.2	0.5	13.5	341	32	0.8	50	0.12	0.16	90	0	3.4	0.7

STAFF

表紙・新規撮影分の料理 〉〉

料理製作　岩﨑啓子

調理アシスタント　近藤浩美

写真　南雲保夫

スタイリング　しのざきたかこ

料理製作（五十音順）　今泉久美／大越郷子／河合真理／藤井 恵／藤野嘉子／李 映林

写真（五十音順）　岡本真直／木村 拓／白根正治／鈴木雅也／中村 淳／南雲保夫／原ヒデトシ／堀口隆志／松島 均

デザイン　近藤圭悟（参画社）

DTP　宮腰直美／長坂美於／熊川美幸（参画社）

イラスト　別府麻衣

校正　滄流社

編集　草柳麻子

＊本書は月刊『栄養と料理』2011年2月号／2011年7月号／2012年2月号／2013年3月号／2014年2月号の特集記事に加筆・訂正を加え、新たに取材した記事を合わせて構成・書籍化したものです。

塩分1日6g
はじめての減塩

2015年3月13日　初版第1刷発行
2025年5月30日　初版第8刷発行

編　者　女子栄養大学出版部『栄養と料理』
発行者　香川明夫
発行所　女子栄養大学出版部
https://eiyo21.com

〒170-8481
東京都豊島区駒込3-24-3
電話　03-3918-5411（営業）
　　　03-3918-5301（編集）
振替　00160-3-84647

印刷所　シナノ印刷株式会社

＊乱丁本・落丁本はお取り替えいたします。
＊本書の内容の無断転載・複写を禁じます。また本書を代行業者等の第三者に依頼して電子複製を行うことは一切認められておりません。

ISBN978-4-7895-1841-3
©Kagawa Education Institute of Nutrition 2015,
Printed in Japan